海外館藏中醫古籍珍善本輯存（第一編）

第二十一册

劉金柱　羅　彬　主編

醫書六種（二）

廣陵書社

醫經醫理類

醫書六種（二）

〔清〕徐靈胎　著

半松齋藏板　清乾隆刻本

序

百物與人殊體而人藉以養生卻病者何也蓋天地亦物耳惟其形體至大則不能無生其生人也得其純其生動物也得其雜其生植物也得其偏顧人之所謂純者其初生之理然耳及其感風寒暑濕之邪喜怒憂思之擾而純者遂漓漓則氣傷氣傷則形敗而物之雜者偏者反能以其所得之性補之救之聖人知其然也思救人必先知物蓋氣不能違理

形不能違氣視色别味察聲辨臭權輕重
度長短審形之事也測時令詳嗜好分盛衰
别土宜求氣之術也形氣得而性以得性者物
所生之理也由是而立本草製湯劑以之治
人有餘瀉之不足補之寒者熱之熱者寒之
温者清之清者温之從者反治逆者正治或
以類從或以畏忌各矯其弊以復於平其始
則異其終則同夫天地生之聖人保之造化
之能聖人半之天地不能專也漢末張仲景

金匱要畧及傷寒論中諸方大半皆三代以前遺法其用藥之義与本經吻合無間審病施方應驗如響自唐以後藥性不明方多自撰如千金方外臺秘要之屬執藥治病氣性雖不相背而變化已鮮沿及宋元藥品日增性未研極師心自用謬誤相仍即用本經諸種其精微妙義多所遺漏是以方不成方藥非其藥間有效驗亦偶中而非可取必良由本經之不講故也余竊悲焉欲詳為闡述其如耳

目所及無多古今名實互異地土殊產氣味不同且近世醫人所不常用之藥無識別而收採者更有殊能異性義在隱微一時難以推測若必盡解全經不免昧心誣聖是以但擇耳目所習見不疑而理有可測者共得百種爲之探本溯原發其所以然之義使古聖立方治病之心灼然可見而其他則闕焉後之君子或可因之而悟其全雖荒陋可嗤而敬慎足矜也乾隆元年歲在柔兆執徐余月上弦松

陵徐大椿題於楊子江舟次

三

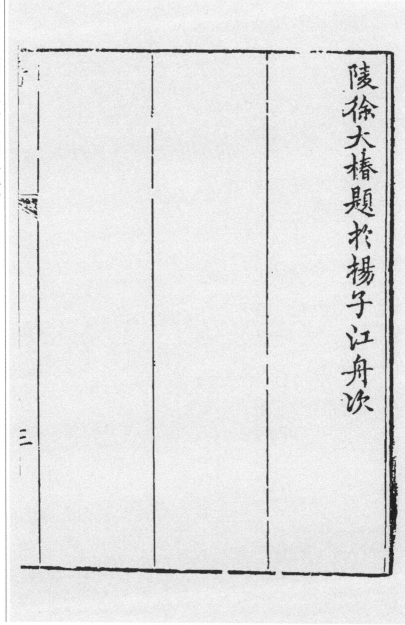

神農本草經百種錄凡例

一錄此百種原以辨明藥性闡發義藴使讀者深識其所以然因此悟彼方藥不致悞用非備品以便查閱也覽者勿以不載常用之藥爲疑

一諸藥有獨具之性者則用詳解其兼長可互見者俱不重出推類自明

一此解亦間有與前人相同者但彼祇釋其所當然而未推測其所以然知所當然則用古之方能不失古人之意知所以然則方可自製而亦能合古人製方之意也

凡例　一

凡例　一

故此解皆著其所以然之故而淺近易曉者則略焉

一所解諸藥乃就市中所有審形辨味以合經義至古今土産各殊或有尚非正義與尚有遺義者則俟知者正之

一諸藥有所出地名雜以後漢時郡縣陶隱居疑爲仲景元化等所記是本經所載已不皆神農以來所産之地矣今之所産又大半非漢時所産之地欲盡考其實固無從也故不復列而解之

一本經所載一名甚多因無可解故亦不列

一品第及字樣俱依明重刻宋大觀刊唐愼微本所載白字本經考陶隱居本草有朱書墨書之别朱書爲神農本經墨書爲名醫别録開寳間重定印本於本經易朱書爲白字大觀本遵之雖未必無傳訛而取其近古猶勝於近刻也

一詳解止此百種餘亦頗有略爲解者以資人者淺一槩不存

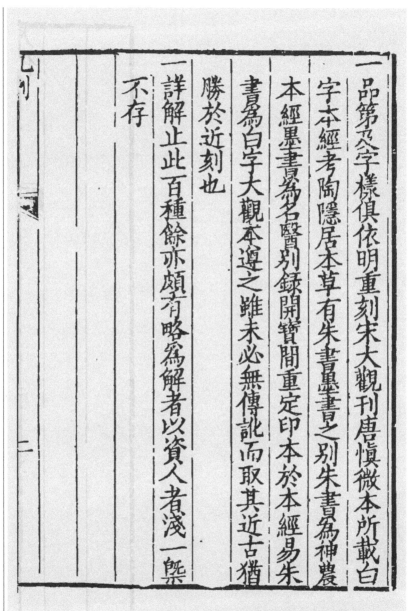

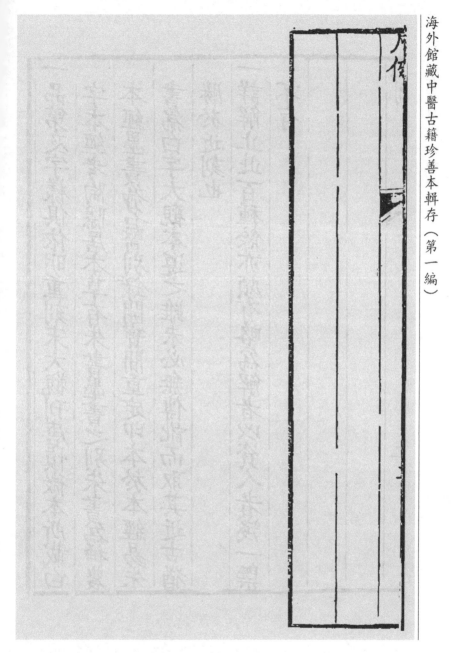

神農本草經百種錄目次

上品

乾地黄　术
菟絲子　牛膝
茈胡　麥門冬
車前子　木香
薏苡仁　澤瀉
遠志　龍膽
細辛　石斛
蓍實　黄連
黄耆　肉蓯蓉

防風　續斷
决明子　丹參
五味子　蛇床子
沙參　菌桂
松脂　槐實
柏實　茯苓
蘗木　乾漆
辛夷　桑上寄生
杜仲　髮髲

磁石　陽起石
乾薑　苦參
當歸　麻黃
芍藥　玄參
百合　白芷
黃芩　狗脊
紫草　水萍
澤蘭　牡丹
吳茱萸　梔子

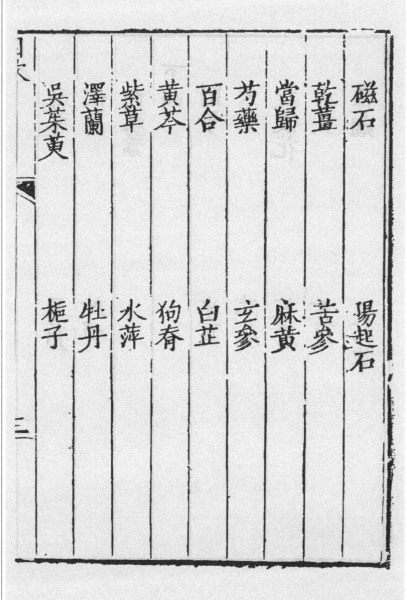

鹿茸　犀角

伏翼　蚱蟬

白殭蠶

下品

附子　半夏

大黄　葶藶

旋復花　藜蘆

白及　貫衆

連翹　夏枯草

神農本草經百種録目次終

鬼犬赤爲天地純陽之色故足以辟陰邪久服通神明不老能化爲汞石屬金汞

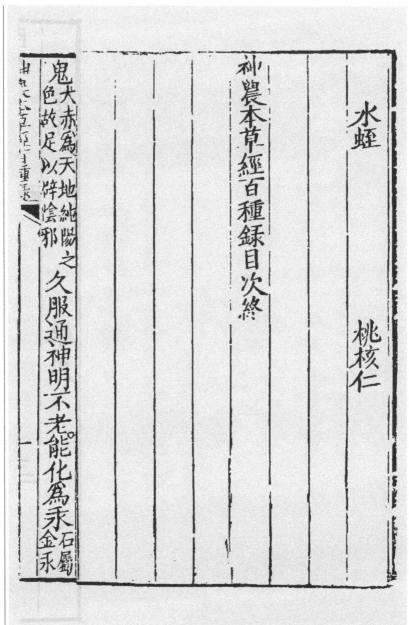

目次　三

鹿茸　　犀角

神農本草經百種録

吳江徐靈胎洄溪著　男　爔嗣和校

上品

丹砂。味甘微寒。甘言味，寒言性。何以不言色與氣？蓋入口則知其味，入腹則知其性，若色與氣則在下文主治之中，可推而知之也。主身體五藏百病。百病者，凡病皆可用，無所禁忌，非謂能治天下之病也。凡和平之藥皆如此。養精神。凡精氣所結之物皆足以養精神，人與天地同此精氣，以類相益也。安魂魄。赤入心，重鎮怯。益氣。氣降則藏，藏則益。明目。凡石藥皆能明目，石者金氣所凝，目之能鑒物亦金氣所成也。又五藏之精皆上注于目，目大小眥屬心，丹砂益目中心藏之精。殺精魅邪惡鬼。犬赤為天地純陽之色，故足以辟陰邪。久服通神明不老。能化為汞。石屬金汞亦金之精也凡上品之藥皆得天地五行之精以成其質人身不外陰陽五行采其精氣以補真元則神靈通而形質固矣但物性皆偏太過不及翻足爲害苟非通乎造化之微者未有試而不斃者也

此因其色與質以知其效若丹砂正赤爲純陽之色心屬火色赤故能入心而統治心經之證其質重故又有鎮墜氣血之能也○凡藥之用或取其氣或取其味或取其色或取其形或取其質或取其性情或取其所生之時或取其所成之地各以其所偏勝而即資之療疾故能補偏救弊調和藏府深求其理可自得之

雲母味甘平主身皮死肌雲母色白屬金故爲肺經之藥又肺主皮毛雲母薄疊如皮亦與肺合也中風寒熱如在車船上肺氣震蕩此能鎮之除邪氣安五藏亦清鎮之功益子精肺爲腎源明目目白屬肺此能益目中肺藏之精久服輕身延年肺旺則氣旺故有此效

雲母雖有五色而白其正色也白屬金金生水故雲母之上常生雲氣雲者地氣上升欲爲雨而未成雨者也肺屬金而在上爲人身水源與雲母相類故爲肺經之藥

石鍾乳味甘溫主欬逆上氣鍾乳石體屬金又其象下垂而中空故能入肺降逆明目能益目中肺藏之精益精能引肺氣入腎安五藏通百節利九竅降氣則藏安中虛則竅通下乳汁鍾乳即石汁如乳者所溜而成與乳爲類故能下乳汁也

此以形爲治石爲土中之金鍾乳石液所凝乃金之液也故其功專于補肺以其下垂故能下氣以其中空故能通竅又肺朝百脈肺氣利則無所不利矣○自唐以前多以鍾乳爲服食之藥以其能直達腎經驟長陽氣以合諸補腎之品用于房中之術最效但此乃深巖幽谷之中水溜凝結而成所謂金中之水其體至陰而石藥多悍性反屬陽故能補人身陰中之火陰火一發莫可制伏故久服毒發至不可救惟昇煉得宜因證施治以

交腑腎子母之藏實有殊能也

礬石味酸寒礬石味澀而云酸者蓋五味中無澀澀即酸之變味澀味收斂亦與酸同如五色中之紫即紅之變色也主寒熱寒熱爲肝經之疾酸能收斂肝氣洩痢白沃亦收澀之功陰蝕惡瘡味烈性寒故能殺濕熱之蟲除濕熱之毒目痛制火清金堅骨齒歛氣固精鍊餌服之輕身不老增年

此以味爲治礬石之味最烈而獨成一味故其功皆在于味

朴消味苦寒朴消味鹹而云苦者或古時所產之地與今不同故味異耶抑或以鹹極而生苦也主百病除寒熱邪氣邪氣凝結則生寒熱消味鹹苦能輭堅而解散之逐六府積聚結固留癖消質重性輕而能透發鬱結置金石器中尚能滲出故遇積聚等邪無不消解也能化

七十二種石此頑堅之甚者鍊餌服之輕身神仙消盡人身之滓穢以存其精華故有此效

消者消也朴消乃至陰之精而乘陽以出其本水也其標火也遇濕則化為水遇火則升為火體最清而用最變故丹家重之。石屬金消遇火則亦變火蓋無火之性而得火之精氣者也火鑠金故能化石

滑石味甘寒主身熱寒能除熱洩澼滑石能滑利大小腸分清水穀水穀分則洩澼愈矣女子乳難乳亦水類滑石利水且能潤竅故有通乳之功癃閉利小便滑利小腸蕩胃中積聚寒熱滑利大腸凡積聚寒熱由蓄飲垢膩成者皆能除之益精氣邪去則津液自生久服輕身耐飢長年通利之藥皆益胃氣胃氣利則其效如此

此以質為治凡石性多燥而滑石體最滑潤得石中陰和之性以成其通利腸胃去積除水解熱降氣石藥中

之最和平者也

禹餘糧味甘寒主欬逆補中降氣不使上逆寒熱除脾胃氣虛及有濕滯之寒熱煩滿補脾之功下赤白質燥性寒故能除濕熱之疾血閉癥瘕消濕熱所滯之瘀積大熱熱在陽明者必甚此能除之鍊餌服之不飢其質類穀粉而補脾土所以謂之糧而能充飢也輕身延年補養後天之效

禹餘糧色黃質膩味甘乃得土氣之精以生者也故補益脾胃除熱燥濕之功爲多。凡一病各有所因治病者必審其因而治之所謂求其本也如同一寒熱也有外感之寒熱有內傷之寒熱有雜病之寒熱若禹餘糧之所治乃脾胃濕滯之寒熱也後人見本草有治寒熱之語遂以治凡病之寒熱則非惟不效而且有害自宋以來往往蹈此病皆本草不講之故耳紫石英味甘温主心腹欬逆甘能和中重能降氣邪氣散風寒補不足補心血之不足女子風寒在子宮絕孕十年無子子宮屬衝脈血海風寒入于其中他藥所不能及紫石英色紫入血分體重能下達故能入于衝脈之底風寒妨孕温能散寒驅風也久服温中輕身延年補血納氣之功此以色爲治色紫則入心心主血故能補血其降氣而能入下焦則質重之效也

青石赤石黃石白石黑石脂等味甘平主黃疸洩痢腸澼膿血陰蝕皆濕氣在太陰陽明之病也下血赤白收濇之功邪氣正氣斂則邪氣除癰腫疽痔惡瘡頭瘍疥瘙此皆濕鬱所生之毒能除濕則諸病亦退久服補髓益氣肥健不飢輕身延年斂精氣而燥脾土故有此效五石脂各隨五

色補五藏性治路同而所補之藏各異石脂得金土雜氣以成故濕土之質而有燥金之用脾惡濕燥能補之然其質屬土不至過燥又得秋金斂藏之性乃治濕之聖藥也

扁青味甘平主目痛明目養肝之功折跌癰腫金瘡不瘳收澀斂肌之功破積聚消肝邪也解毒氣利精神久服輕身不老精氣所結之物故能除毒益精增年也

內經云五藏六府之精皆上注于目故目雖屬肝之竅而白乃肺之精也五行之中火能舒光照物而不能鑒物惟金之明乃能鑒物石體屬金故石藥皆能明目而扁青生于山之有金處蓋金氣精華之所結也又色青屬肝于目疾尤宜凡草木中得秋金之氣者亦然○凡物精華所結者皆得天地清粹之氣以成而穢濁不正

之氣不得于之故皆有解毒之功其非精華所結而亦能解毒者則必物性之相制或以毒攻毒也

菖蒲味辛溫主風寒辛能散風溫能驅寒濕痹芳燥能除濕欬逆上氣開竅下逆開心孔香入心補五藏氣通則補益通九竅明耳目出音聲芳香清烈故走達諸竅而和通之耳目喉嚨皆竅也久服輕身氣不阻滯則身體通利不忘不迷惑延年氣通則津液得布故不但能開竅順氣且能益精養神也

菖蒲能于水石中橫行四達辛烈芳香則其氣之盛可知故入于人身亦能不爲濕滯痰涎所阻凡物之生于天地間氣性何如則入于人身其奏效亦如之蓋人者得天地之和氣以生其氣血之性肖乎天地故以物性之偏者投之而亦無不應也餘可類推

菊花味苦平主風頭眩腫痛目欲脫淚出芳香上達又得秋金之氣故能

平肝風而益金水

皮膚死肌清肺疎風惡風濕痺驅風散濕久服利血氣輕身耐老延年菊花晚開晚落花中之最壽者也故其益人如此

凡芳香之物皆能治頭目肌表之疾但香則無不辛燥者惟菊得天地秋金清肅之氣而不甚燥烈故于頭目風火之疾尤宜焉

人參味甘微寒主補五藏安精神定魂魄止驚悸有形無形無一之不補也除邪氣正氣充則邪氣自除明目五藏六府之精皆上注于目此所云明乃補其精之效非若他藥專有明目之功也開心益智人參氣盛而不滯補而兼通故能入心孔而益神明也久服輕身延年補氣之功

人參得天地精英純粹之氣以生與人之氣體相似故于人身無所不補非若他藥有偏長而治病各有其能

也○凡補氣之藥皆屬陽惟人參能補氣而體質屬陰故無剛燥之病而又能入于陰分最爲可貴然力大而峻用之失宜其害亦甚于他藥也○今醫家之用參救人者少殺人者多蓋人之死于虛者十之一二死于病者十之八九人參長于補虛而短于攻疾醫家不論病之已去未去於病久或體弱或富貴之人皆必用參一則過爲謹慎一則借以塞責而病家亦以用參爲盡慈孝之道不知病未去而用參則非獨元氣不充而病根遂固諸藥罔效終無愈期故曰殺人者多也或曰仲景傷寒方中病未去而用參者不少如小柴胡新加湯之類何也曰此則以補爲瀉之法也古人曲審病情至精至密知病有分有合合者邪正併居當專于攻散分者邪正相離有虛有實實處宜瀉虛處宜補一方之中兼用無礙且能相濟則用人參以建中生津拓出邪氣更爲有力若邪氣尚盛而未分必從專治無用參之法也況用之亦皆入疏散藥中從無與熟地萸肉等藥同入咸經方中者明乎此而後能不以生人者殺人矣○人參亦草根耳與人殊體何以能驟益人之精血蓋人參

乃升提元氣之藥元氣下陷不能與精血流貫人參能提之使起如火藥藏于砲內不能升發則以火發之若砲中本無火藥雖以砲投火中不能發也此補之義也

甘草味甘平主五藏六府寒熱邪氣 甘能補中氣中氣旺則藏府之精皆能四布而驅其不正之氣也 堅筋骨長肌肉倍力 形不足者補之以味甘草之甘爲土之正味而又最厚故其功如此 金瘡尰 脾主肌肉補脾則能塡滿肌肉也 解毒 甘爲味中之至正味正則氣性亦正故能除毒 久服輕身延年 補後天之功

此以味爲治也味之甘至甘草而極甘屬土故其效皆在于脾脾爲後天之主五藏六府皆受氣焉脾氣盛則五藏皆循環受益也

乾地黃味甘寒主折跌絕筋傷中逐血痺 行血之功 塡骨髓 血足

能化精而色黑歸腎也長肌肉脾統血血充則肌肉亦滿矣作湯除寒熱積聚血充足則邪氣散血流動則凝滯消除痺血和利則經脈暢生者尤良血貴流行不尚滋膩故中古以前用熟地者甚少久服輕身不老補血之功

地黃色與質皆類血故入人身則專于補血血補則陰氣得和而無枯燥拘牽之疾矣○古方只有乾地黃生地黃從無用熟地黃者熟地黃乃唐以後製法以之加入溫補腎經藥中頗爲得宜若於湯劑及養血涼血等方甚屬不合蓋地黃專取其性涼而滑利流通熟則膩滯不涼全失其本性矣○又仲景傷寒一百十三方惟復脉用地黃蓋傷寒之病邪從外入最忌滋滯即使用補必兼疏拓之性者方可入劑否則邪氣向裏必有遺害今人一見所現之證稍涉虛象便以六味湯爲常用之品殺人如麻可勝長歎

术味苦溫主風寒濕痺死肌氣厚而兼辛散故能除肌邪而利筋脉肌膚也痙平肝

風痺去濕止汗固肌膚除熱益脾陰消食健脾氣作煎餌久服輕身延年不飢脾胃充則體強健而不易飢也

术者土之精也色黃氣香味苦而帶甘性溫皆屬于土故能補益脾土又其氣甚烈而芳香四達故又能達於筋脈肌膚而不專于健中宮也

菟絲子味辛平主續絕傷子中有絲不斷故能補續筋骨補不足益氣力肥健滑潤有脂膏自能生精益氣而長肌肉也汁去面䵟亦滑澤之功久服明目輕身延年生精則目明而強且壽也

子中之最有脂膏者莫如菟絲且炒熟則芳香又潤而不滑故能補益肝脾也凡藥性有專長此在可解不可解之間雖聖人亦必試驗而後知之如菟絲之去面䵟亦其一端也以其辛散耶則辛散之藥甚多以其滑

澤耶則滑澤之物亦甚多何以他藥皆不能去而獨菟絲能之蓋物之生各得天地一偏之氣故其性自有相制之理但顯于形質氣味者可以推測而知其深藏于性中者不可以常理求也故古人有單方及秘方往往以一二種藥治一病而得奇中及視其方皆不若經方之必有經絡奇偶配合之道而效反神速者皆得其藥之專能也藥中如此者極多可以類推

牛膝味苦酸此以言味而不言性疑闕文也後凡不言性者倣此主寒濕痿痺四肢拘攣膝痛不可屈伸皆舒筋行血之功逐血氣破瘀血也傷熱火爛清血熱也墮胎降血氣也久服輕身耐老血和之功

此乃以其形而知其性也凡物之根皆横生而牛膝獨直下其長細而韌酷似人筋所以能舒筋通脈下血降氣為諸下達藥之先導也筋屬肝肝藏血凡能舒筋之藥俱能治血故又為通利血脈之品

茈胡味苦平主心腹去腸胃中結氣輕揚之體能疏腸胃之滯氣飲食積聚疏腸胃之滯物寒熱邪氣驅經絡之外邪推陳致新總上三者言之邪去則正復也

久服輕身明目益精諸邪不能容則正氣流通故有此效

茈胡腸胃之藥也觀經中所言治效皆主腸胃以其氣味輕清能于頑土中疏理滯氣故其功如此天下惟木能疏土前人皆指爲少陽之藥是知其末而未知其本也○張仲景小茈胡湯專治少陽以此爲主藥何也按傷寒傳經次第先太陽次陽明次少陽然則少陽雖在太陽陽明之間而傳經乃居陽明之後過陽明而後入少陽則少陽反在陽明之內也蓋以所居之位言則少陽在太陽陽明之間以從入之道言則少陽在太陽陽明之內故治少陽與太陽絕不相干而與陽明爲近如小茈胡湯之半夏甘草皆陽明之藥也惟其然故氣味須輕清疏達而後邪能透土以出知此則仲景用茈胡之義明而茈胡爲腸胃之藥亦明矣

麥門冬味甘平主心腹結氣[解枯燥之結氣]傷中傷飽胃絡脈絕[補續胃中]羸瘦短氣[補胃則生肌]久服輕身不老不飢[後天之陰氣清火則益氣足則體健而能耐飢也]

麥冬甘平滋潤為純補胃陰之藥後人以為肺藥者蓋土能生金肺氣全恃胃陰以生胃氣潤肺自資其益也

車前子味甘寒主氣癃止痛利水道小便[專利下焦氣分]除濕痺[濕必由膀胱出下焦利則濕氣除]久服輕身耐老[氣順濕除則肢體康強也]

凡多子之藥皆屬腎故古方用入補腎藥中蓋腎者人之子宮也車前多子亦腎經之藥然以其質滑而氣薄不能全補則為腎府膀胱之藥膀胱乃腎氣輸洩之道路也

木香味辛主邪氣[氣極芳烈能除邪穢不祥也]辟毒疫溫鬼強志[香氣通于

心主淋露心與小腸爲表裏心氣下交于小腸則便得調矣久服不夢寤魘寐心氣通則神魂定

木香以氣勝故其功皆在乎氣內經云心主臭凡氣烈之藥皆入心木香香而不散則氣能下達故又能通其氣于小腸也

薏苡仁味甘微寒主筋急拘攣不可屈伸風濕痺專除陽明之濕熱下氣直達下焦久服輕身益氣陽明氣利則體強而氣充也其根下三蟲除陽明濕熱所生之蟲

薏苡仁甘淡冲和質類米穀又體重力厚故能補益胃氣舒筋除濕中虛故又能通降濕熱使下行蓋凡筋急痺痛等疾皆痿證之類內經治痿獨取陽明薏苡爲陽明之藥故能已諸疾也

澤瀉味甘寒主風寒濕痺凡挾水氣之疾皆能除之乳難乳亦水類故能通乳也消水使水歸于膀胱養五藏益氣力水氣除則藏安而氣生也肥健脾惡濕脾氣燥則肌肉充而肥健也久服耳目聰明不飢延年輕身面生光皆滲水除濕之功能行水上水氣盡則身輕而入水不没矣

澤瀉乃通利脾胃之藥以其淡滲能利土中之水水去則土燥而氣充脾惡濕故也但濕氣必自膀胱而出澤瀉能下達膀胱故又為膀胱之藥

遠志味苦溫主欬逆氣滯之欬傷中補不足心主營營氣順則中焦自足除邪氣利九竅辛香陳達則能辟穢通竅也益智慧耳目聰明不忘強志心氣通則精足神全矣倍力心氣盛則脾氣亦強而力生也久服輕身不老氣和之效

遠志氣味苦辛而芳香清烈無微不達故爲心家氣分之藥心火能生脾土心氣盛則脾氣亦和故又能益中焦之氣也

龍膽味苦澀主骨間寒熱治肝邪犯腎之寒熱驚癇邪氣肝火犯心之邪續絕傷斂筋骨之氣定五藏斂藏中之氣殺蠱毒除熱結之氣久服益智不忘收斂心中之神氣輕身耐老熱邪去而正氣歸故有此效

藥之味澀者絕少龍膽之功皆在于澀此以味爲主也澀者酸辛之變味兼金木之性者也故能清斂肝家之邪火人身惟肝火最横能下挾腎中之遊火上引包絡之相火相持爲害肝火清則諸火漸息而百體清寧矣

細辛味辛溫主欬逆散肺經之風頭痛腦動散頭風百節拘攣風濕痺痛死肌散筋骨肌肉之風久服明目利九竅散諸竅之風輕身長

年風氣除則身健而壽矣

此以氣爲治也凡藥香者皆能疏散風邪細辛氣盛而味烈其疏散之力更大且風必挾寒以來而又本熱而標寒細辛性溫又能驅逐寒氣故其疏散上下之風邪能無微不入無處不到也

石斛石斛其說不一出廬江六安者色青長二三寸如釵股世謂之金釵石斛折之有肉而實咀之有膩涎黏齒味甘淡此爲最佳如市中長而黄色及枯槁無味者皆木斛也因近日無不誤用故附記于此味甘平

主傷中培脾土除痺治肉痺下氣使中氣不失守補五藏虛勞後天得養則五藏皆補也羸瘦長肌肉強陰補脾陰久服厚腸胃腸胃爲中藏之府輕身延年補益後天之效

凡五味各有所屬甘味屬土然土實無味也故洪範論五行之味潤下作鹹炎上作苦曲直作酸從革作辛皆

即其物言之惟於土則曰稼穡作甘不指土而指土之所生者可知土本無味也無味即爲淡淡者五味之所從出即土之正味也故味之淡者皆屬土石斛味甘而實淡得土味之全故其功專補脾胃而又和平不偏也

蓍實味苦平主益氣充肌膚得天地之和氣以生故亦能益人之正氣而强健也明目聰慧先知蓍草神物揲之能前知蓋得天地之靈氣以生故亦能益人之神明也久服不飢不老輕身氣足神全故有此效

此因其物之所能以益人之能也昔聖人幽贊于神明而生蓍此草中之神物也服之則補人之神自能聰慧前知矣食肉者鄙不益信夫

黃連味苦寒主熱氣除熱在氣分者目痛眥傷泣出明目除濕熱在上之病腸澼腹痛下痢除濕熱在中之病婦人陰中腫痛除濕熱在下之病久

服令人不忘苦入心能補心也

苦味屬火其性皆熱此固常理黃連至苦而反至寒則得火之味與水之性者也故能除水火相亂之病水火相亂者濕熱是也凡藥能去濕者必增熱能除熱者必不能去濕惟黃連能以苦燥濕以寒除熱一舉兩得莫神于此○心屬火寒勝火則黃連宜爲瀉心之藥而反能補心何也蓋苦爲火之正味乃以味補之也若心家有邪火則此亦能瀉之而眞火反得寧是瀉之即所以補之也○苦之極者其性反寒即內經亢害承制之義所謂火盛之極反兼水化也

黃耆味甘微溫主癰疽久敗瘡排膿止痛除肌肉中之熱毒大風癩疾去肌肉中之風毒五痔鼠瘻去肌肉中之濕毒補虛補脾胃之虛小兒百病小兒當補後天後天者肌肉之本也

黄蓍甘淡而温得土之正味正性故其功專補脾胃味又微辛故能驅脾胃中諸邪其皮最厚故亦能補皮肉爲外科生肌長肉之聖藥也

肉蓯蓉陶隱居云是馬精落地所生後有此種則蔓延者也味甘微温主五勞七傷補中補諸精虛之證除莖中寒熱痛莖中者精之道路也精虛則有此痛補精則其病自已矣養五藏强陰益精氣多子五藏各有精精足則陰足而腎者又藏精之所也精足則多子矣婦人癥瘕精充則邪氣消且鹹能輭堅也久服輕身精足之功

此以形質爲治也蓯蓉象人之陰而滋潤黏膩故能治前陰諸疾而補精氣如地黄色質象血則補血也

防風味甘温主大風頭眩痛惡風風邪風病無不治也目盲無所見風在上竅也風行周身風在徧體也骨節疼痛風在筋骨也煩滿風在上焦

也

久服輕身風氣除則有此效

凡藥之質輕而氣盛者皆屬風藥以風即天地之氣也但風之中人各有經絡而藥之受氣于天地亦各有專能故所治各不同于形質氣味細察而詳分之必有一定之理也○防風治周身之風乃風藥之統領也

續斷味苦微溫主傷寒苦溫能散寒補不足補傷損之不足金瘡癰傷折跌續筋骨肌肉筋骨有傷皆能治之婦人乳難通滯之功久服益氣力強筋骨也

此以形爲治續斷有肉有筋如人筋在肉中之象而色帶紫黑爲肝腎之色故能補續筋骨又其性直下故亦能降氣以達下焦也

決明子味鹹平主青盲目淫膚赤白膜眼赤痛淚出凡目病內

外等證無所不治**久服益精光**不但能治目邪而且能補目之精也皆鹹降清火之功**輕身**火清則體健也

決明生于秋得金氣之正其色極黃得金之色其功專于明目詳上篇青葙條內夫金之正色白而非黃但白為受色之地乃無色之色耳故凡物之屬金者往往借土之色以為色即五金亦以黃金為貴子偷其母也草木至秋感金氣則黃落故諸花實之中凡色黃而耐久者皆得金氣為多者也

丹參味苦微寒主心腹邪氣赤走心故能逐心腹之邪**腸鳴幽幽如走水**心與脾不和則鳴**寒熱積聚破癥除瘕**赤走血凡血病凝結者無不治之**止煩滿**心氣不舒**益氣**益心氣

此以色為治也赤走心心主血故丹參能走心以治血分之病又辛散而潤澤故能通利而滌邪也

五味子味酸溫主益氣氣斂則益欬逆上氣肺主氣肺氣斂則欬逆除而氣亦降也勞傷羸瘦補不足氣斂藏則病不侵而身強盛矣強陰氣斂則歸陰益男子精腎主收藏而精者腎之所藏者也故收斂之物無不益腎五味形又似腎故為補腎之要藥此以味為治也凡酸味皆斂而五味酸之極則斂之極極則不止于斂而且能藏矣藏者冬之令屬腎故五味能補腎也

蛇床子味苦平主婦人陰中腫痛男子陰痿濕癢皆下體濕毒之病除痺氣利關節除濕痰在筋骨之證癲癇除濕痰在心之證惡瘡亦濕毒所生久服輕身濕去則身輕

蛇床生陰濕卑下之地而芬芳燥烈不受陰濕之氣故入于人身亦能于下焦濕氣所歸之處逐其邪而補其

正也

沙參味苦微寒主血積肺氣上逆之血驚氣心火犯肺除寒熱調肺家失之寒熱補中肺主氣肺氣和則氣充而三焦實也益肺氣色白體輕故入肺也久服利人肺氣清和之效

肺主氣故肺家之藥氣勝者爲多但氣勝之品必偏于燥而能滋肺者又藏滯而不清虛惟沙參爲肺家氣分中理血之藥色白體輕疎通而不燥潤澤而不滯血阻于肺者非此不能清也

菌桂味辛溫主百病言百病用之得宜皆有益也養精神通達藏府葢在內也和顏色調暢血脈並在外也爲諸藥先聘通使辛香四達引藥以通經絡久服輕身不老血脈通利之效面生光華媚好常如童子血和則潤澤也

寒氣之鬱結不舒者，惟辛温可以散之。桂性温補陽，而香氣最烈，則不專于補，而又能驅逐陰邪。凡陰氣所結，能與藥相拒，非此不能入也。○人身有氣中之陽，有血中之陽。氣中之陽走而不守，血中之陽守而不走。凡藥之氣勝者，往往補氣中之陽；質勝者，往往補血中之陽。如附子暖血，肉桂暖氣，一定之理也。然氣之陽勝則能動血，血之陽勝則能益氣，又相因之理也。桂氣分藥也，而其驗則見于血，其義不曉然乎？

松脂味苦温。主疽，惡瘡，頭瘍，白禿，疥瘙，除濕火所化之病。風氣，香散風。安五藏，補脂液。除熱，性耐寒暑。久服輕身，不老延年。松多脂而壽故也。

松之精氣在皮，故其脂皆生于皮。其質黏膩似濕，而性極燥，故凡濕熱之在皮膚者，皆能治之。○凡癰疽瘡疥之疾，皆皮膚濕火所鬱，必腐肉傷皮，流膿結痂而後愈。松之皮日易月新，脂從皮出，全無傷損，感其氣者即成膿脫痂而愈，義取其象之肖也。

槐實味苦寒主五内邪氣熱清浮遊不歸根之火止涎唾清肺經濕火補絕傷陽明主機關此能滋養陽明也五痔火瘡婦人乳瘕皆陽明燥金之疾子藏急痛亦陽明經脉之病

槐當秋而實得金之令色黃得金之色故其性體清肅乃手太陰手陽明之要藥也金衰則爲火所侮凡有餘之火不能歸藏其宅必犯肺與大腸得此清肅之氣以助之則火不能傷而自歸其宅不治火而火自退此從本之治醫之良法也

柏實味甘平主驚悸清心經之遊火安五藏滋潤之功益氣壯火食氣火寧則氣益也除風濕痹得秋金之令能燥濕平肝也久服令人潤澤美色耳目聰明滋潤皮膚及諸竅不飢不老輕身延年柏之性不假灌漑而能壽也

柏得天地堅剛之性以生不與物變遷經冬彌翠故能寧心神斂心氣而不爲邪風遊火所侵剋也○人之生理謂之仁仁藏于心物之生機在于實故實亦謂之仁凡草木之仁皆能養心氣以類相應也

茯苓 古注茯苓皆云松脂入地所結無苗葉花實今之茯苓皆有蔓可種疑古今有異同也 **味甘平主胸脇逆氣憂恚驚邪恐悸心下結痛寒熱煩滿欬逆** 皆脾虛不能化水痰飲留結諸經之疾 **口焦舌乾** 胸有飲則水下聚而津液不升 **利小便** 淡滲利水道 **久服安魂養神不飢延年** 心脾和通之效

茯苓生山谷之中得松柏之餘氣其味極淡故爲調補脾陰之藥義見石斛條下○凡人邪氣鬱結津液不行則爲痰爲飲痰濃稠爲火之所結飲清稀爲水之所停故治痰則鹹以降之治飲則淡以利之若投以重劑反拒而不相入惟茯苓極輕淡屬土土勝水能疎之滌之令從膀胱以出病漸去而不覺也觀仲景豬苓湯五苓

散等方義自見矣

蘗木味苦寒主五藏腸胃中結熱黃疸腸痔止洩痢女子漏下赤白陰陽蝕瘡皆陽明表裏上下所生濕熱之疾

黃蘗極黃得金之色故能清熱其味極苦苦屬火則又能燥濕凡燥者未有不熱而寒者未有不濕惟黃柏于清熱之中而兼燥濕之效蓋黃色屬金陽明爲燥金故其治皆除陽明濕熱之疾氣類相感也

乾漆味辛溫主絕傷補中續筋骨填髓腦補續筋骨中之脂膏安五藏實藏中之脂膏五緩六急調和筋骨風寒濕痺漆得寒反堅得濕反燥故能除寒熱也

生漆去長蟲生漆著人肌膚即腐爛故亦能腐蟲久服輕身耐老漆入地不朽其質耐久故有此效

此以質爲治漆樹脂也凡草木之脂最韌而不朽者莫如漆人身中非氣非血而能充養筋骨者皆脂膏也氣血皆有補法而脂膏獨無補法則以樹之脂膏力最厚者補之而脂膏之中凡風寒濕熱之邪留而不去者得其氣以相助亦并能驅而滌之也

辛夷味辛溫主五藏身體寒熱清氣下陷之疾風頭腦痛升散風邪面䵟去皮毛之風滯久服下氣輕身明目增年耐老清氣上升則濁氣下降而百體清寧可永年矣

辛夷與衆木同植必高于衆木而後已其性專于向上故能升達清氣又得春氣之最先故能疏達肝氣又芳香清烈能驅逐邪風頭目之病藥不能盡達者此爲之引也

桑上寄生味苦平主腰痛得桑之氣亦能助筋骨也小兒背強驅脊間風癰

腫和血脈安胎胎亦寄母腹者也充肌膚堅髮齒長鬚眉養皮毛之血脈其實主明目桑性驅風肝為風藏而開竅于目風去則目明也輕身通神寄生乃感風露之氣以生故服之亦有淸虛之妙應

寄生乃桑之精氣所結復生小樹于枝間有子之象焉故能安胎其性與桑相近故亦能驅風養血其生不著土資天氣而不資地氣故能滋養血脈于空虛之地而取效更神也

杜仲味辛平主腰脊痛補中益精氣堅筋骨強志其質堅韌者其精氣必足故亦能堅定人身之筋骨氣血也除陰下癢濕補皮利濕小便餘瀝堅溺管之氣久服輕身耐老強健肢體

杜仲木之皮木皮之韌且厚者此為最故能補人之皮又其中有絲連屬不斷有筋之象焉故又能續筋骨因

形以求理則其效可知矣

髮髲味苦溫主五癃關格不通利小便水道滑潤疏通之故療小兒癇大人痓仍自還神化滋養絡脈

髮爲血之餘而經中所治之疾皆主通經利便之功何也蓋心與小腸爲表裏心主血髮爲血之餘則不能入心而能入小腸以小腸爲心之出路也且髮亦毛類肺主皮毛而爲水源故能利水非一定之理乎其治癇痓則瀉心家之痰飲及滋潤血脈之功也○金匱要畧方治小便閉淋用滑石亂髮知用藥悉遵本經者惟仲景一人而已

龍骨味甘平主心腹鬼疰精物老魅純陽能制陰邪欬逆斂氣滌飲洩痢膿血女子漏下收澀之功癥瘕堅結龍性善入能穿破積滯小兒熱氣

驚癇斂火安神齒主小兒大人驚癇癲疾狂走與骨同義但齒則屬腎屬骨皆主閉藏故于安神凝志之效尤多心下結氣不能喘息收降上焦遊行之逆氣諸痙心經痰飲殺精物義亦與骨同久服輕身通神明延年龍能飛騰變化且多壽故有此效

龍得天地純陽之氣以生藏時多見時少其性至動而能靜故其骨最黏澀能收斂正氣凡心神耗散腸胃滑脫之疾皆能已之○陽之純者乃天地之正氣故在人身亦但斂正氣而不斂邪氣所以仲景于傷寒之邪氣未盡者亦用之後之醫者于斯義葢未之審也）人身之神屬陽然神非若氣血之有形質可補瀉也故治神為最難龍者乘天地之元陽出入而變化不測乃天地之神也以神治神則氣類相感更佐以寒熱溫涼補瀉之法雖無形之病不難治矣○天地之陽氣有二一為元陽之陽一為陰陽之陽陰陽之陽分于太極既判之

時以日月為升降而水火則其用也與陰為對待而不併于陰此天地並立之義也元陽之陽存于太極未判之時以寒暑為起伏而雷雨則其用也與陰為附麗而不雜于陰此天包地之義也龍者正天地元陽之氣所生藏于水而不離乎水者也故春分陽氣上井泉冷龍用事而能飛秋分陽氣下井泉溫龍退蟄而能潛人身五藏屬陰而腎尤為陰中之至陰凡周身之水皆歸之故人之元陽藏焉是腎為藏水之藏而亦為藏火之藏也所以陰分之火動而不藏者亦用龍骨蓋借其氣以藏之必能自反其宅也非格物窮理之極者其孰能與于斯

麝香味辛溫主辟惡氣（香氣盛則穢氣除）殺鬼精物（香能勝邪）溫瘧（香散邪風）蠱毒（香能殺蠱）癇痓（香通經絡）去三蟲（蟲皆濕穢之所生故亦能除之）久服除邪不夢寤魘寐（魘寐由心氣閉塞而成香氣通達則無此患）

此以氣爲治麝喜食香草其香氣之精結于臍内爲諸香之冠香者氣之正正氣盛則自能除邪辟穢也

牛黃味苦平主驚癇通心化痰寒熱熱盛狂痓清心家之熱痰除邪逐鬼心氣旺則邪氣自不能容也

牛之精氣不能運于周身則成黃牛屬土故其色黃也凡治痰涎皆以補脾爲主牛肉本能健脾化痰而黃之功尤速又黃必結于心下故又能入手少陰厥陰之分以驅邪滌飲而益其精氣也

白膠味甘平主傷中勞絕腰痛羸瘦皆骨節虛寒之證補中益氣補血則中氣自足也婦人血閉無子止痛安胎滿衝脈血海之功久服輕身延年精足血滿故有此效

鹿之精氣全在于角角本下連督脈鹿之角于諸獸爲最大則鹿之督脈最盛可知故能補人身之督脈督脈

爲周身骨節之主腎主骨故又能補腎角之中皆貫以血衝衞爲血海故又能補衝脈衝督盛而腎氣强則諸效自臻矣

阿膠味甘平主心腹內崩血脫之疾勞極洒洒如瘧狀勞倦則脾傷而血虧此肝脾之寒熱故如瘧也腰腹痛四肢酸疼血枯之疾女子下血安胎養血則血自止而胎安久服輕身益氣補血則氣亦充

阿井爲濟水之伏流濟之源爲沇水自沇水以至于阿井伏見不常若夏書所謂溢爲滎出于陶邱北者皆伏流從下汎上者也阿井在陶邱北三百里泉雖流而不上汎尤爲伏脈中之靜而沉者過此則其水皆上汎成川且與他泉水亂而不純矣故阿井之水較其旁諸水重十之一二不等人之血脈宜伏而不宜見宜沉而不宜浮以之成膠眞止血調經之上藥也其必以驢皮煎者驢肉能動風肝爲風藏而藏血乃借風藥以引入肝

經也又凡皮皆能補脾脾爲後天生血之木而統血故又爲補血藥中之聖品

丹雄雞味甘微温主女人崩中漏下赤白沃補肺疎肝補虛温中止血滋養血脈頭主殺鬼雞得清肅之氣而頭爲之會故能除鬼邪東門上者尤良東門上者東門上所磔雞頭取陽方之生氣也肶胵裏黃皮微寒主洩利雞食砂石亦能消化故治食積不化之洩利屎白主消渴雞善食而不善飲其腸胃不能容水故主消渴傷寒寒熱治傷寒有食邪之寒熱

凡血肉之物鮮屬金者惟雞干十二支屬酉而身輕能飛其聲竂亮于五音屬商乃得金氣之清虛者也五藏之氣木能疎土金能疎木雞屬金故能疎達肝氣本血肉之物故又能不剋伐而調養肝血也

石蜜石蜜野蜂于崖間石隙中采花所作也疑古時未有養蜂之法則以崖蜜爲上而土木中之蜜不用今人

養蜂收蜜其法最良功同石蜜山

味甘平主心腹邪氣養胃和中諸驚癎痓定心平肝安五藏諸不足益氣補中百花之精藏府經絡皆受益也止痛甘能緩痛解毒香能辟穢惡之毒除衆病諸花之性俱全和百藥諸花之性俱化久服强志輕身不飢不老精神充足故也

蜜者采百花之精華而成者也天地春和之氣皆發于草木草木之和氣皆發于花花之精英釀而爲蜜和合衆性則不偏委去糟粕則不滯甘以養中香以理氣眞養生之上品也但其性極和平于治疾則無速效耳。凡天地之生氣皆正氣也天地之死氣皆邪氣也正則和平邪則有毒毒者敗正傷生之謂蜜本百花之蘂乃生氣之所聚生氣旺則死氣不能犯此解毒之義也

桑螵蛸味鹹平主傷中疝瘕瘀血凝結中焦陰痿益精生子補益腎氣

女子血閉和通血脈腰痛強腎之經通五淋利小便水道通腎之府

桑螵蛸桑上螳螂所生之子也螳螂于諸蟲中最有力而其子最繁則其腎之強可知人之有子皆本于腎以子補腎氣相從也桑性最能續傷和血螵蛸在桑者亦得桑之性故有養血逐瘀之功

藕實莖一氣相通莖與實無異非若他藥之根實各殊也味甘平主補中味甘淡得中土之性養神氣香而益氣力脾腎旺則氣血強除百疾中和之性無偏雜之害也久服輕身耐老不飢延年和平之效

藕者水土之精也故能養脾腎之陰生水底污泥之中而無處不香無節不通故又能疏達脾腎之氣而滋其血脈濕而不滯香而不燥果中之聖品也

橘柚味辛溫主胸中瘕熱逆氣開達上焦之氣利水穀通利中焦之滯久

服去臭下氣通神芳香辛烈自能辟穢邪而通正氣也

橘柚通體皆香而皮辛肉酸乃肝脾通氣之藥也故凡肝氣不舒尅賊脾土之疾皆能已之○凡辛香之藥皆上升橘柚實酸酸主斂故又能降氣不專于散氣也

大棗味甘平主心腹邪氣安中養脾建立中氣則邪氣自除助十二經平胃氣十二經皆受津液于脾胃脾胃盛則十二經皆充也通九竅補而不滯補少氣少津液身中不足周身氣血無不補也大驚甘能緩急四肢重脾虛則重旺則輕也和百藥百藥氣味不齊而甘能調之久服輕身長年皆補益後天之功

棗味甘而肉厚色赤得火之色土之味故能建立中焦溫養脾胃為後天之本萬物生于土土氣充盈諸經自皆受益矣

蒲萄味甘平主筋骨濕痺益氣倍力（强筋燥濕）强志（肝藏魂）令人肥健耐飢忍風寒久服輕身不老延年（皆培補肝脾之效）可作酒

此以形爲治蒲萄屈曲蔓延冬卷春舒與筋相似故能補益筋骨其實甘美得土之正味故又能滋養肌肉肝主筋脾主肉乃肝脾交補之藥也

雞頭實味甘平主濕痺腰脊膝痛（下焦濕痰之疾）補中除暴疾（暴疾皆生于中氣不足中氣足則無此疾矣）益精氣强志（肝腎足則心氣亦寧也）令耳目聰明（充益諸竅）久服輕身不飢耐老神仙（脾腎兼旺則諸效自臻矣）

雞頭生于水中而其實甘淡得土之正味乃脾腎之藥也脾惡濕而腎惡燥雞頭雖生水中而淡滲甘香則不傷于濕質黏味澀而又滑澤肥潤則不傷于燥凡脾腎之藥往往相反而此則相成故尤足貴也

中品

石硫黃味酸溫主婦人陰蝕（陰濕所生之疾惟陽燥之物能已之）疽痔惡血（亦下焦陰分之濕所生病也）堅筋骨（壯筋骨之陽氣）除頭禿（殺髮根濕氣所生之蟲）能化金銀銅鐵奇物（火剋金也）

硫黃乃石中得火之精者也石屬陰而火屬陽寓至陽于至陰故能治陰分中寒濕之疾其氣旺而性暴故又能殺蟲而化諸金也

水銀味辛寒主疥瘻痂瘍白禿殺皮膚中蝨（解皮毛中濕熱之毒并蝨亦濕熱所生也）墮胎（至重能墮胎又胎氣始生肝氣養之金剋木則傷肝而胎墮也）除熱殺金銀銅錫毒（得五金之精氣故能除其毒也）鎔化還復為丹（水銀出于丹砂中者為多故亦可鍊

成丹石金精得火變化不測鉛汞皆如此久服神仙不死以其不朽而能變化也

水銀五金之精也得五金之精氣而未成質鍊之亦能爲金銀等物其所治皆皮膚熱毒之瘡蓋肺屬金而主皮毛亦以氣相感也○丹家爐鼎之術以水銀與鉛爲龍虎合鍊成丹服之則能長生久視飛昇羽化自參同契以後其說紛紛高明之士爲所悞者不一而足夫水銀乃五金之精而未成金體者也凡金無不畏火惟水銀則百鍊如故以其未成金質中含水精故火不得而傷之其能黙化爲黄白者亦因藥物所鍊變其外貌非能眞作金銀也今乃以其質之不朽欲借其氣以固形體眞屬支離蓋人與萬物本爲異體借物之氣以攻六邪理之所有借物之質以永性命理之所無術士好作聰明談天談易似屬可聽實則伏羲畫卦列聖繫辭何嘗有長生二字此乃假託大言以愚小智其人已死詭云尚在試其術者破家喪身未死則不悟既死則又不知歷世以來昧者接踵總由畏死貪生之念迫于中而反以自速其死耳悲夫

磁石味辛寒主周痹風濕肢節中痛不可持物洗洗酸消味辛則散風石性燥則除濕其治酸痛等疾者以其能堅筋骨中之正氣則邪氣自不能侵也除大熱寒除熱煩滿重降逆及耳聾腎火炎上則耳聾此能降火歸腎

凡五行之中各有五行所謂物物一太極也如金一行也銀色白屬肺金色赤屬心銅色黃屬脾鉛色青屬肝鐵色黑屬腎石也者金土之雜氣而得金之體爲多何以驗之天文家言星者金之散氣而星隕即化爲石則石之屬金無疑而石之中亦分五金焉磁石乃石中鐵之精也故與鐵同氣而能相吸鐵屬腎故磁石亦補腎腎主骨故磁石堅筋壯骨腎屬冬令主收藏故磁石能收斂正氣以拒邪氣知此理則凡藥皆可類推矣

陽起石味鹹微溫主崩中漏下寒滑之病破子藏中血癥瘕結氣寒熱腹痛無子凡寒凝血滯之病皆能除之陰痿不起補不足強腎補陽

益氣

陽起石得火不然得日而飛硫黃得日無焰得火而發皆爲火之精而各不同蓋陽起石禀日之陽氣以成天上陽火之精也硫黃禀石之陽氣以成地上陰火之精也所以硫黃能益人身陰火之陽陽起石能益人身陽火之陽也五行各有陰陽亦可類推

乾薑味辛溫主胸滿寒邪之在胸者則散之欬逆上氣辛能潤肺降逆溫中止血血得煖而歸經出汗辛能散逐寒氣使從汗出逐風濕痺治寒邪之在筋骨者腸澼下痢治寒邪之在腸胃者生者尤良辛散之品尤取其氣性之清烈也久服去臭氣通神明辛甚氣烈故能辟穢通陽

凡味厚之藥主守氣厚之藥主散乾薑氣味俱厚故散而能守夫散不全散守不全守則旋轉于經絡藏府之

開驅寒除濕和血通氣所必然矣故性雖猛峻而不妨服食也

苦參味苦寒主心腹結氣苦入心以散熱結之氣癥瘕積聚苦極則能洩黃疸寒能除鬱熱溺有餘瀝心通于小腸心火除則小腸鬱塞之氣通矣逐水小腸通則水去除癰腫諸瘡皆屬心火心火清則癰腫自去也補中內經云脾苦濕急食苦以燥之即此義也明目止淚寒清肝火苦除肝濕

此以味爲治也苦入心寒除火故苦參專治心經之火與黃連功用相近但黃連似去心藏之火爲多苦參似去心府小腸之火爲多則以黃連之氣味清而苦參之氣味濁也

當歸味甘溫主欬逆上氣潤肺氣溫瘧寒熱洗洗在皮膚中皆風寒在血中之病婦人漏下絕子營血不足之病諸惡瘡瘍金瘡營血火鬱及受

瘍之病煑飲之煑飲則能四達以行諸經。按血在經絡之中流行不息故凡用行血補血之藥入湯劑者爲多入丸散者絶少故古人治病不但方不可苟即法亦不可易也

當歸辛香而潤香則走脾潤則補血故能透入中焦營氣之分而爲補營之聖藥。當歸爲血家必用之藥而本經無一字及于補血養血者何也蓋氣無形可驟生血有形難速長凡通閉順氣和陰清火降逆生津去風利竅一切滋潤通和之品皆能令陰氣流通不使亢陽致害即所以生血也當歸辛芳溫潤兼此數長實爲養血之要品惟著其血充之效則血之得所養不待言而可知此等當參全經而悟其理

麻黃味苦溫主中風傷寒頭痛溫瘧發表出汗去邪熱氣凡風寒之在表者無所不治以能驅其邪使皆從汗出也止欬逆上氣輕揚能散肺邪除寒熱散營衛之外邪破癥堅積聚散藏府之內結

麻黃輕揚上達無氣無味乃氣味之最清者故能透出皮膚毛孔之外又能深入積痰凝血之中凡藥力所不到之處此能無微不至較之氣雄力厚者其力更大蓋出入于空虛之地則有形之氣血不得而禦之也

芍藥味苦主邪氣腹痛肝氣乘脾則痛斂肝氣則痛除除血痺肝邪凝滯之病破堅積寒熱疝瘕肝邪結聚之疾止痛血和則痛止利小便肝氣下達于宗筋故小便亦利益氣肝氣斂則受益

芍藥花大而榮得春氣為盛而居百花之殿故能收拾肝氣使歸根反本不至以有餘肆暴犯肺傷脾乃養肝之聖藥也

玄參味苦微寒主腹中寒熱積聚皆火氣凝結之疾女子產乳餘疾產後血虧衝脈之火易動清血中之火則諸疾平矣補腎氣令人目明除陰分之火則頭目

清明

矣 玄參色黑屬腎而性寒故能除腎家浮遊上升之火但腎火有陽有陰陽火發于氣分火盛則傷氣內經所謂壯火食氣是也陰火發于血分火盛則傷血內經所謂諸寒之而熱者取之陰是也產後血脫則陰衰而火無所制又不可以寒涼折之氣血未寧又不能納峻補之劑惟玄參寧火而帶微補用之最爲的當也

百合味甘平主邪氣腹脹心痛肺氣不舒之疾利大小便肺爲水源補中甘能補脾益氣肺主氣補肺則氣益矣

此以形爲治也百合色白而多瓣其形似肺始秋而花又得金氣之全者故爲清補肺金之藥

白芷味辛溫主女人漏下赤白血閉陰腫風在下焦而兼濕熱之證寒熱風在營衛風頭侵目淚出風在上竅長肌膚潤澤可作面脂風氣乾燥

風去則肌肉生而潤澤矣

凡驅風之藥未有不枯耗精液者白芷極香能驅風燥濕其質又極滑潤能和利血脈而不枯耗用之則有利無害者也蓋古人用藥既知藥性之所長又度藥性之所短而後相人之氣血病之標本參合研求以定取舍故能有顯效而無隱害此學者之所當殫心也

黃芩味苦平主諸熱黃疸大腸經中之鬱熱腸澼洩痢大腸府中之鬱熱逐水水在腸中者下血閉血之在陽明者使從大便出惡瘡疽蝕火瘍陽明主肌肉凡此肌肉熱毒等病此皆除之

此以形色爲治黃芩中空而色黃爲大腸之藥故能除腸胃諸熱病○黃色宮土屬脾大腸屬陽明燥金而黃芩之黃屬大腸何也蓋胃與大腸爲出納水穀之道皆統于脾又金多借土之色以爲色義詳決明條下相參

益顯也

狗脊味苦平主腰背強關機緩急周痺寒濕膝痛（凡邪氣之在骨節間者皆能治之）頗利老人（老人精血衰則筋骨空隙中尤不能舒展故于此藥為尤宜也）

此以形為治狗脊徧體生毛而多節頗似狗之脊諸獸之中惟狗狡捷而此藥似之故能入筋骨機關之際去其凝滯寒濕之氣而使之強健利捷也形同而性亦近物理蓋可推矣

紫草味苦寒主心腹邪氣（去心腹熱邪）五疸（濕熱在血中）補中益氣（營家之熱清則中焦和利）利九竅（諸竅不為邪熱所閉）通水道（心氣通于小腸）

紫草色紫而走心心主血又其性寒故能治血家之熱

水萍味辛寒主暴熱（得水之氣故能除熱）身癢（濕熱在皮膚）下水氣（萍入水不

濡故能滌水勝酒水氣勝則酒氣散矣長鬚髮益皮毛之血氣主消渴得水氣之助久服輕身亦如萍之輕也

水萍生于水中而能出水上且其葉入水不濡是其性能敵水者也故凡水濕之病皆能治之其根不著土而上浮水面故又能益皮毛之疾

澤蘭味苦微溫主乳婦內衄清陽明經絡濕熱之邪中風餘疾氣溫體輕故能散餘風大腹水腫身面四肢浮腫骨節中水統治內外一切水病金瘡癰腫瘡膿亦皆濕毒之疾

澤蘭生于水中而芳香透達節實莖虛能于人經絡受濕之處分疏通利無所隔礙蓋其質陰而氣陽故能行乎人身之陰而發之于陽也

牡丹味辛寒主寒熱中風瘈瘲痙驚癇邪氣皆肝氣所發之疾除癥堅瘀血留舍腸胃色赤走血氣香能消散也安五藏五藏皆血氣所留止血氣和則無不利矣療癰瘡清血家之毒火

牡丹爲花中之王乃木氣之最榮澤者故能踈養肝氣和通經脈與芍藥功頗近但芍藥微主斂而牡丹微主散則以芍藥味勝牡丹氣勝味屬陰而氣屬陽也

吳茱萸味辛溫主溫中下氣風寒上逆止痛散寒濕之痛欬逆寒熱寒邪入肺除濕血痺辛能燥濕溫能行血也逐風邪開腠理辛香散風通竅

吳茱萸味極辛辛屬金金平木故爲驅逐肝風之要藥但肝風有二一爲挾寒之風一爲挾火之風吳茱萸性溫於挾寒之風爲宜此又不可不審也

梔子味苦寒主五內邪氣熱邪之氣胃中熱氣黃色入陽明性寒能清熱面赤酒皰皶鼻白癩赤癩瘡瘍此皆肌肉之病乃陽明之表證也

梔子正黃亦得金色故爲陽明之藥但其氣體輕虛走上而不走下故不入大腸而入胃胃在上焦故也胃家之蘊熱惟此爲能除之又胃主肌肉肌肉有近筋骨者有近皮毛者梔子形開似肺肺主皮毛故專治肌肉熱毒之見于皮毛者也

鹿茸味甘溫主漏下惡血血中之陽不能固攝寒熱陽虛驚癇心火虧少益氣強志補血之功生齒不老補腎之效角主惡瘡癰腫拓血中之毒逐邪惡氣除陰邪之氣留血在陰中陰絡之凝滯得熱而運行也

鹿茸之中惟一點胚血不數日而即成角此血中有眞陽一點通督脈貫腎水乃至靈至旺之物也故入于人

身爲峻補陽血之要藥又其物流動生發故又能逐瘀通血也餘義見白膠條下○鹿茸氣體全而未發洩故補陽益血之功多鹿角則透發已盡故拓毒消散之功勝先後遲速之間功效輒異非明乎造化之機者不能測也

犀角犀有山犀水犀二種而水犀爲妙味苦寒主百毒蠱疰殺邪氣之蠱邪鬼靈氣辟邪瘴氣鬱熱之毒殺鉤吻鴆羽蛇毒除邪一切草木蟲鳥之毒皆除之不迷惑魘寐解心經熱邪通心氣

牛屬土而犀則居水水無獸惟犀能伏其中則其得水土之精可知凡物之毒者投水土則毒自化犀得水土之精故化毒之功爲多而其角中虛有通靈之象故又能養心除邪也

伏翼味鹹平主目瞑明目夜視有精光存養肝經陰氣之精久服令

人喜樂媚好無憂肝氣和則樂凡有翼能飛之物夜則目盲伏翼又名天鼠即鼠類也故日出則目瞑而藏日入則目明而出乃得陰氣之精者也肝屬厥陰而開竅于目故資其氣以養肝血而濟目力感應之理也物有殊能必有殊氣皆可類推

蚱蟬古人用蟬今人用蛻氣性亦相近味鹹寒主小兒驚癇夜啼癲病寒熱皆少兒風熱之疾蚱蟬感涼風清露之氣以生身輕而聲嘹亮得金氣之發揚者也又脫落皮殼亦屬人身肺經之位故其性能清火驅風而散肺經之鬱氣若其質輕虛尤與小兒柔弱之體爲宜也○蚱蟬日出有聲日入無聲止夜啼取其意也

白殭蠶味鹹主小兒驚癇夜啼風痰之病去三蟲風氣所生之蟲滅黑

䵟令人面色好能去皮膚之風斑令潤澤男子陰瘍病下體風濕

蠶食桑之蟲也桑能治風養血故其性亦相近殭蠶感風而殭凡風氣之疾皆能治之蓋借其氣以相感也。殭蠶因風以殭而反能治風者何也蓋邪之中人也有氣而無形穿經透絡愈久愈深以氣類相反之藥投之則拒而不入必得與之同類者和入諸藥使爲鄉道則藥力至于病所而邪與藥相從藥性漸發邪或從毛空出或從二便出不能復留矣此即從治之法也風寒暑濕莫不皆然此神而明之之道不專恃正治奏功也

下品

附子味辛溫主風寒欬逆邪氣寒邪逆在上焦溫中除中焦之寒金瘡血肉得煖而合破癥堅積聚血瘕寒氣凝結血滯于中得熱乃行也寒濕踒躄拘攣膝痛不能行步此寒邪之在下焦筋骨間者

一凡有毒之藥，性寒者少，性熱者多。寒性和緩，熱性峻速，入于血氣之中，剛暴駁烈，性發不支，藏府嬌柔之物，豈能無害？故須審慎用之。但熱之有毒者，速而易見；而寒之有毒者，緩而難察，尤所當慎也。

半夏味辛平。主傷寒寒熱，寒熱之在肺胃間者。心下堅，下氣，辛能開肺降逆。止汗，澀斂肺氣。喉咽腫痛，頭眩，開降上焦之火。胸脹欬逆，腸鳴，氣降則通和，故能愈諸疾。

半夏色白而味辛，故能爲肺經燥濕之藥。肺屬金，喜斂而不喜散，蓋斂則肺葉垂而氣順，散則肺葉張而氣逆。半夏之辛，與薑桂之辛迥別，入喉則閉不能言，塗金瘡則血不復出，辛中帶澀，故能疎而又能斂也。又辛之斂與酸之斂不同，酸則一主于斂，辛則斂之中有發散之意，尤與肺投合也。

大黃味苦寒。主下瘀血血閉，除血中熱結之滯。寒熱，血中積滯之寒熱。破癥瘕積聚凡腹中邪氣之積無不除之留飲宿食蕩滌腸胃推陳致新凡腹中飲食之積無不除之通利水穀調中化食助腸胃運化之力安和五藏邪積既去則正氣自和

大黄色正黄而氣香得土之正氣正色故專主脾胃之疾○凡香者無不燥而上升大黄極滋潤達下故能入腸胃之中攻滌其凝結之邪而使之下降乃驅逐停滯之良藥也

葶藶味辛寒主癥瘕積聚結氣水飲所結之疾飲食寒熱破堅逐邪亦皆水氣之疾通利水道肺氣降則水道自通

葶藶滑潤而香專瀉肺氣肺爲水源故能瀉肺即能瀉水凡積聚寒熱從水氣來者此藥主之○大黄之瀉從中焦始葶藶之瀉從上焦始故傷寒論中承氣湯用大黄而陷胸湯用葶藶也

旋覆花味鹹溫主結氣脇下滿驚悸除中上二焦結閉之疾除水鹹能潤下去五藏間寒熱五藏留結不通所生之寒熱補中下氣開氣下達皆鹹降之功

此以味爲治凡草木之味鹹者絶少鹹皆治下鹹而能治上焦者尤少惟此味鹹而治上爲中上二焦之藥鹹能輭堅故凡上中二焦凝滯堅結之疾皆能除之○凡體輕氣芳之藥往往能消寒熱蓋寒熱之疾無不因鬱遏而成內經云火鬱則發之輕芬之體能發散故寒熱除也

藜蘆味辛寒主蠱毒味烈殺蟲欬逆洩痢腸澼除濕熱之疾頭瘍疥瘙惡瘡殺諸蠱毒去死肌皆殺蟲之功

凡有毒之藥皆得五行剛暴偏雜之性以成人身氣血乃天地中和之氣所結故服毒藥者往往受傷瘡疥等疾久而生蟲亦與人身氣血爲類故人服之而有傷氣血者必能殺蟲惟用之得其法乃有利而無弊否則必

至于兩傷不可不慎也。又毒之解毒各有所宜如燥毒之藥能去濕邪寒毒之藥能去火邪辨證施治神而明之非僅以毒攻毒四字可了其義也

白及味苦平主癰腫惡瘡敗疽傷陰死肌解毒生肌胃中邪氣養胃驅邪賊風鬼擊痱緩不收和筋逐風

此以質爲治白及氣味沖淡和平而體質滑潤又極黏膩入于筋骨之中能和柔滋養與正氣相調則微邪自退也

貫衆味苦微寒主腹中邪熱氣寒能除熱諸毒邪熱之毒殺三蟲濕熱所生之蟲

貫衆生于山澗之中得天地清陰之氣故能除蘊熱濕穢之疾其體中虛而清芳故能解中焦之毒人身之蟲

皆濕熱所生濕熱除則諸蟲自消也

連翹味苦平主寒熱火氣所鬱之寒熱鼠瘻瘰癧癰腫惡瘡癭瘤結熱皆肝經熱結之證蠱毒濕熱之蟲

凡藥之寒熱溫涼有歸氣分者有歸血分者大抵氣勝者治氣味勝者治血連翹之氣芳烈而性清涼故凡在氣分之鬱熱皆能已之又味兼苦辛應秋金之令故又能除肝家留滯之邪毒也

夏枯草味苦辛寒主寒熱瘰癧鼠瘻頭瘡火氣所發破癥散癭結氣火氣所結脚腫濕痹濕熱之在下者輕身濕火退則身健也

此以物稟之氣候爲治又一義也凡物皆生于春長于夏惟此草至夏而枯蓋其性稟純陰得少陽之氣勃然興發一交盛陽陰氣將盡即成熟枯槁故凡盛陽留結之病用此爲治亦即枯滅此天地感應之妙理也凡藥

之以時候榮枯爲治者俱可類推

水蛭味鹹平主逐惡血瘀血月閉破血瘕積聚諸敗血結滯之疾皆能除之無子惡血留于子宮則難孕利水道水蛭生于水中故也

凡人身瘀血方阻尚有生氣者易治阻之久則無生氣而難治蓋血既離經與正氣全不相屬投之輕藥則拒而不納藥過峻又反能傷未敗之血故治之極難水蛭最喜食人之血而性又遲緩善入遲緩則生血不傷善入則堅積易破借其力以攻積久之滯自有利而無害也

桃核仁味苦甘平主瘀血血閉瘕邪氣凡血滯之疾皆除之殺小蟲敗血所生之蟲

桃得三月春和之氣以生而花色最鮮明似血故凡血鬱血結之疾不能調和暢達者此能入于其中而和之

散之然其生血之功少而去瘀之功多者何也蓋桃核本非血類故不能有所補益若瘀瘕皆已敗之血非生氣不能流通桃之生氣皆在于仁而味苦又能開洩故能逐舊而不傷新也

神農本草經百種録終

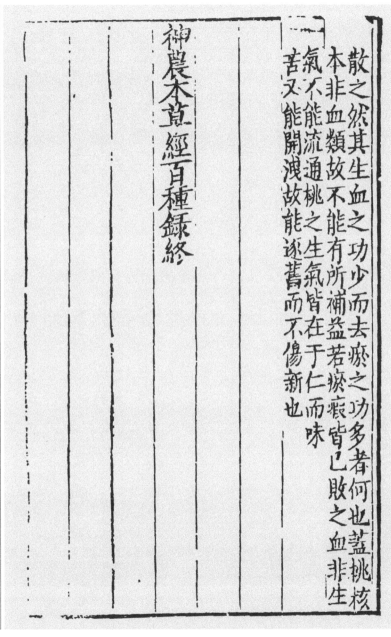

醫書六種

醫貫砭

五

醫貫砭卷上

吳江徐靈胎洄溪著　男　爔鼎和校

十二官論

心者君主之官也神明出焉肺者相傅之官治節出焉肝者將軍之官謀慮出焉膽者中正之官決斷出焉膻中者臣使之官喜樂出焉脾胃者倉廩之官五味出焉大腸者傳道之官變化出焉小腸者受盛之官化物出焉腎者作強之官伎巧出焉三焦者決瀆之官水道出焉膀胱者州都之官津液藏焉氣化則能出矣凡此十二官者不得相

失也故主明則下安主明主字緊頂上文主字來下文何得云別有一主以此養生則壽歿世不殆以爲天下大昌主不明則十二官危使道閉塞而不通形乃大傷以此養生則殃以爲天下者其宗大危戒之戒之至道在微變化無窮孰知其原窘乎哉消者瞿瞿孰知其要閔閔之當孰者爲良恍惚之數生於毫氂毫氂之數起於度量千之萬之可以益大推之大之其形乃制此書專爲八味六味而作欲表章二方必先講明所以然之故徧閱經文並無其說只有心主之官一語又是斷斷不可用二方者只得將命門二字增入然後二方可爲十二官之主藥其作爲之心如此

玩內經註文卽以心爲主愚謂人身別有一主非心也開口

即闢內經此乃邪說之根謂之心主之官當與十二官平等不得獨尊心之官為主若以心之官為主則下文主不明則十二官危當云十一官矣此理甚明何註經者昧此耶明明說君主則極尊之稱矣何以不得尊之其曰十二官危者蓋主不明則心亦自病也若曰十一官則主不明之病反不在內於義為不備矣蓋此一主者氣血之根生死之關十二經之綱維也

或問心既非主而君主又是一身之要然則主果何物耶何形耶何處安頓耶余曰悉乎問也若有物可指有形可見人皆得而知之矣惟其無形與無物也故自古聖賢因心立論而卒不能直指其實因心立論仍是說心不是說命門也據爾言則從古聖賢

當以命門立論矣孔門之一貫上紹精一執中之統惟曾子子貢得其傳而二子俱以心悟而非言傳也設以言傳當時門人之所共聞不應復有何謂之問也後來子思衍其傳而作中庸天命之性以中爲大本而終於無聲無臭孟子說不動心有道而根於浩然之氣而又曰難言也人因外感內傷而生疾病用草木金石之藥補之瀉之寒之熱之以調其氣此乃極平常之理偏要說到四書六經談性談命傳道等語與疾病何涉即內經所云司天運氣義極精微亦不過指六淫之氣感人耳何嘗大言欺人耶老氏道德經云谷神不死是曰玄牝玄牝之門造化之根又曰恍恍惚惚其中有物佛氏心經云空中無色無受想形識無眼

耳鼻舌身意又曰萬法歸一一歸何處夫一也中也性也浩然也玄牝也空中也皆虛名也不得已而強名之也立言之士皆可以虛名著論至於行醫濟世將以何味的爲君主之藥而可以綱維一身之疾病耶此段乃其邪說之所從出其云一貫大本難言萬法歸一皆暗指命門爲言則古聖賢道統之傳並與心上毫無干涉祇是傳此腎中命門之訣而八味六味一方乃是一貫大本難言萬法歸一之補藥此等怪論自開闢以來未之或有小人之欺世至於此極而粗通文理之人觀之不但不怪且以此人爲眞知孔孟之學者亦大可怪矣

腎有二精所舍也生於脊膂十四椎下兩旁各一寸五分形如豇豆相並而曲附於脊外有黃脂包裹裏白外黑各

有帶二條上條係於心包下條過屏翳穴後趨脊骨兩腎俱屬水但一邊屬陰一邊屬陽越人謂左爲腎右爲命門非也命門即在兩腎各一寸五分之間此本舊說然亦影響杜撰之語與內經全不合也當一身之中易所謂一陽陷於二陰之中內經云七節之旁有小心是也名曰命門是謂眞君主內經何不言命門者君主之官耶乃一身之太極無形可見既云小心何以無形兩腎之中是其安宅也按內經並無命門之說惟靈樞根結篇云太陽根起於至陰結於命門命門者目也衛氣篇亦云命門者目也素問陰陽離合論云太陽根於至陰結於命門王啓玄註云命門者藏精光照之所則兩目也經文所指命門皆以目言蓋以目爲五藏六府精氣所注故曰命門又門者出入開闔之地目之精光內瑩外照而啓閉

髓時於門字義爲切若腎中一點眞陽而謂之門義亦不合其右旁有一小竅即三焦內經明云上焦如霧中焦如漚下焦如瀆乃指腎旁小竅杜撰不倫三焦者是其臣使之官經云三焦者決瀆之官膻中者臣使之官前段明明引過今乃以三焦爲命門臣使之官何顛倒如是稟命而行周流於五藏六府之間而不息名曰相火相者言如天君無爲而治宰相代天行化此先天無形之火與後天有形之火不同決瀆之官如何代天行事且命門而指爲天君尤爲支離其左旁有一小竅乃眞陰眞水氣也亦無形火無形猶可水如何說無形且眞字乃對假而言以三焦及此竅爲眞火眞水將心火腎水爲假火假水耶且前竅名三焦此竅又名何物耶上行夾脊至腦中爲髓海泌其精液注之於脈以榮四末眞陰之氣所泌者何物之

精液且何以見得必從髓海中到四末　內注五藏六府以應刻數亦隨相火潛行周身與兩腎所主後天有形之火不同　按靈樞營衛生會篇中焦云此所受氣者泌糟粕蒸津液化其精微上注於肺脈乃化而爲血以奉生身莫貴於此故獨得行於經隧命曰營氣又云上焦亦與營俱行於陽二十五度行於陰二十五度一周也經文鑿鑿皆指營氣而言今乃移作腎中水氣杜撰不倫顛倒錯亂眞囈語也　但命門無形之火在兩腎有形之中爲黃庭　無形之火前指三焦今又指命門　故曰　是誰曰　五藏之眞惟腎爲根　腎爲五藏之眞何物爲五藏之假耶　褚齊賢云人之受胎始於任之兆惟命門先具有命門然後生心心主血有心然後生肺肺主皮毛有脾然後生腎腎主骨髓有腎則與命門合二數備是以

腎有兩岐也前云命門在中腎在兩旁今又引腎與命門合爲二仍是左右對待之義前後支離如此可見命門爲十二經之主腎無此則無以作强而伎巧不出矣膀胱無此則三焦之氣不化而水道不行矣膀胱與三焦鑿然兩府云膀胱無命門則三焦不化如何接續脾胃無此則不能蒸腐水穀而五味不出矣肝膽無此則將軍無決斷而謀慮不出矣大小腸無此則變化不行而二便閉矣心無此則神明昏而萬事不能應矣將君主之官亦退而聽命於命門尚足當君主之稱耶此所謂主不明則十二官危也此所謂三字竟鑿然以內經亦以命門爲主無忌憚已極余有一譬焉譬之元宵之鰲山走馬燈拜者舞者飛者走者無一不具

其中間惟是一火耳火旺則動速火微則動緩火熄則寂然不動而拜者舞者飛者走者軀殼未嘗不存也走馬燈中之物皆是死物所以惟恃火氣衝突機關而動若五藏六府各有生氣豈專恃命門耶惟其視五藏六府皆爲死物所以後文別無治五藏六府之方專恃一八味丸治五藏六府之病其根皆在此也故曰汝身非汝所有是天地之委形也引莊子語亦與上文不接余所以諄諄必欲明此論者欲世之養身者治病者的以命門爲君主而加意於火之一字養身補火已屬偏見況治病必視其病之所由生而一味補火豈不殺人乎夫旣曰立命之門火乃人身之至寶何世之養身者不知保養節欲而日夜戕賊此火不節欲亦非專於戕賊此火倘以斷喪之人一概補陽又爲殺人之術矣

旣病矣治病者不知溫養此火而日用寒涼以直滅此火焉望其有生氣耶（治法多端原不是專用寒涼亦不是專於補火也）經曰主不明則十二官危以此養生則殃戒之戒之余今直指其歸元之路而明示其命門君主之火（命門竟指爲君火眞千古之怪論）乃水中之火相依而永不相離也（永不相離何以火有上越之病耶）火之有餘緣眞水之不足也毫不敢去火只補水以配火壯水之主以鎭陽光（上文俱爲八味作地步又恐遺却六味此處忽然轉出水不足之論邪說害人其苦心亦如此所謂作僞心勞也）火之不足因見水之有餘也（水有餘之病不知是何形象若是虛寒等證不得爲水之有餘若是水腫等證亦不得專於補火總是欺人之大言殺人之捷徑耳）亦不必瀉水就

於水中補火益火之原以消陰翳所謂原與主者皆屬先天無形之妙非曰心爲火而其原在肝腎爲水而其主屬肺蓋心脾腎肝肺皆後天有形之物也須以無形之火配無形之水直探其君主之穴宅而求之是謂同氣相求文理不接斯易以入也所謂知其要者一言而終也若夫風寒暑濕燥火六者入於人身此客氣也非主氣也主氣固客氣不能入六淫未入之先專一用補服八味六味無益甚若六淫既感邪已傷正仍一概用二方則非補主氣反補邪氣矣能不殺人耶且無病之人亦何必服藥既服藥則必視人之氣體如何而後製方亦何得專用二方也今之談醫者徒知客者除之漫不加意於主氣何哉縱有

言固主氣者專以脾胃爲一身之主焉知坤土是離火所生而艮土又屬坎水所生耶（命門既是太極何以又屬坎若以坎論則坎水固屬腎而離火又屬心仍不關乎命門矣）明乎此不特醫學之淵源有自聖賢道統之傳亦自此不昧（將命門爲道統言之自覺無恥耶）而所謂一貫也浩然也明德也（假如孔子云參乎吾道是火孟子云吾善養吾火大學云在明明火豈不絕倒耶）玄牝也空中也太極也同此一火而已（太極是一團火有是理耶）爲聖賢爲仙爲佛不過克全此火而歸之耳小子之一論闡千古之未明見者愼勿以爲迂（仙佛我不能知若全此火即爲聖賢眞乃千古之怪論宜其自稱爲闢千古之未明也。）此篇之論專爲盡天下之病皆用八味而設便講出儒釋道三教之合一以見八味之不可不用此等亂道無一字連貫稍通文理之人見之宜無不知其狂悖即使其醫道果精見此等議論亦并其醫道而疑之乃世之號爲通文理者讀之反以爲眞知性命之理因此益信其醫學之精而入味竟不但爲治病之藥實性命之所係一日不可廢者嗚呼吾憐趙氏尤憐讀趙氏之書而崇信之者其愚更勝趙氏百倍也

陽火　金　太極圖中之白圈相傳無二蓋陰陽未判謂之太極今於白圈之中先有黑白

◯　　土　二點爲一陰一陽之象然後生出太極來則是易中該云易有兩儀是生太極

陰水　木　矣太極圖可改則古聖之書何一不可改乎小人之無忌憚至於此極

繫辭曰易有太極是生兩儀周子懼人之不明而製爲太極圖　無極而太極無極者未分之太極也惟其未分所以爲太極豈有未分之時爲無極已分之時爲太極太極已分則陰陽矣尚得爲太極耶　太極者已分之陰

陽也既名陰陽則不可名太極矣蓋太極動而生陽靜而生陰豈有分爲陰陽而猶稱太極者性理之說原不足與此等無知妄人辨吾恐世之讀之者倘不經意即爲所惑貽誤不小也

兩腎俱屬水左爲陰水右爲陽水以右爲命門非也命門在兩腎中

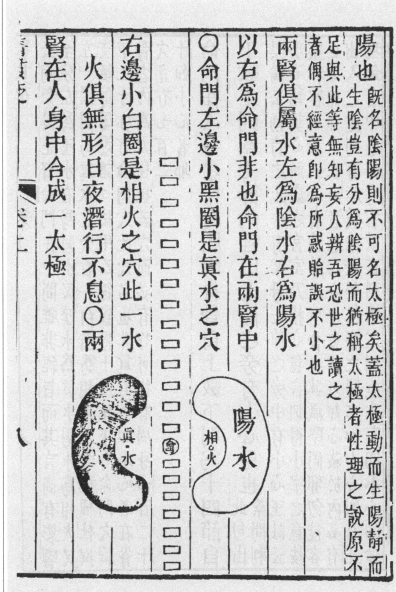

○命門左邊小黑圈是眞水之穴右邊小白圈是相火之穴此一水火俱無形日夜潛行不息○兩腎在人身中合成一太極

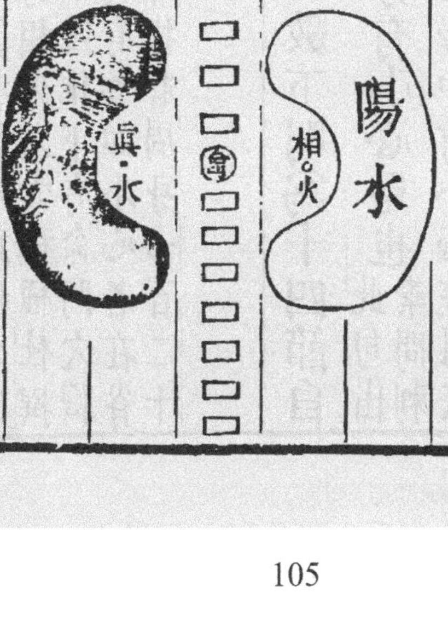

云兩旁俱是腎命門在中間雖非經旨而其言尚有影響至分左左爲陰水右爲陽水又陰水爲眞水陽水爲相火又左一黑圈爲眞水之穴右一白圈爲相火之穴種種杜撰支離眞屬囈語○按甲乙經脊骨十四椎下有命門穴臍下二寸亦有命門穴此穴名也非眞有物如小心者在脊骨之内爲太極也若穴而必有物可指將周身七百二十穴竟有七百二十如小心者耶

命門在人身之中對臍附脊骨自上數下則爲十四節自下數上則爲七節内經曰七節之旁有小心是也此句出素問刺禁論云鬲肓之上中有父母七節之旁中有小心王註云小心謂眞心神靈之宮室乃指心包言似得小字之意按靈邪客篇論云心者精神之所舍也其藏堅固邪勿能容也故諸邪之在心者皆在心之包絡可知心藏於内必有出入之處別有脂膜結聚於包絡之間形如小心似有此理鍼者中之卽有害故在刺禁之列並非表明小心卽命

門爲十二經之主也豈可因此刺禁中偶及之語遂以一部內經專爲小心立論而天下之病專治小心則無不愈乎即晚村亦辨之云曰父母曰小心尊卑自見趙氏單摘此句是欲以小心爲父母之主也恐與經旨不合此晚村一隙之明也

或又問曰如此所言心爲無用之物耶古之聖賢未有不以正心養心盡心爲訓與醫病何干而先生獨外心以言道恐心外之道非至道也余曰子細玩經文自得之矣經曰神明出焉則所係亦重矣豈爲無用哉盍不觀之朝廷乎皇極殿是王者向明出治之所也乾清宮是王者向晦晏息之所也指皇極殿而即謂之君身可乎蓋元陽君主之所

以爲應事接物之用者皆從心上起經綸故以心爲主至於棲真養息而爲生生化化之根者獨藏於兩腎之中故尤重於腎其實非腎而亦非心也云元陽爲君身心是皇極殿腎是乾清宮是君

身在皇極殿則不在乾清宮在乾清宮則不在皇極殿其理甚彰然則元陽到心則有心火而無腎火到腎則有腎火而無心火有心火之時腎惟一團陰頑之氣有腎火之時心遂爲空空湯蕩之物向也以命門爲主今又以命門之君主即心之君主心之君主即命門之君主而心與命門皆是空器皆非君主前後背謬眞乃隨口亂道非其人有失心之疾者斷不至如此猖狂也晩村批云此段語甚沽太抵呂氏之心先死也

呂氏許曰自評學士開補脾不如補腎之理薛院使因之用八味六味通治各病通治各病四字何等不通病是何物而可通治耶趙氏又

從薛氏發明其要一歸之命門一歸之八味益火二字乃全書之宗旨也其提闡快當親切處有前此所未及者眞立齋之功臣矣蘇氏所謂其父殺人報仇其子必且行刼正此之謂也顧病機傳變輾轉相因治法逆從淺深異用趙氏所言皆窮原反本之論撥亂救弊功用甚大各病有各病之本原各病有各病之偏弊若一槪用八味一方則正大亂之道矣然以之治敗證則神效敗證亦有補瀉寒熱虛實上下之不同若一槪用八味則八味直是起死之金丹矣而以治初病則多疎蓋緣主張太過立言不能無偏遂欲執其一說而盡廢諸法亦不可行也學者識其指歸以明生化斡旋之機又當詳考古今立法相因

異用之故斯爲十全若徒喜其直捷簡易以爲高則鹵莽滅裂夭枉無窮亦非趙氏所以濟世之心也此人直是欺世亦何嘗有濟世之心且彼亦並不料世之盡爲所欺至於如此之貽害畢彼亦深悔於九原也

陰陽論

陰陽之理變化無窮不可盡述姑舉其要者言之夫言陰陽者或指天地或指氣血或指乾坤此對待之理其實陽統乎陰天包乎地血隨乎氣故聖人作易於乾則曰大哉乾元乃統天於坤則曰至哉坤元乃順承天古人善體易義治血必先理氣血脫益氣故有補血不用四物湯之論

四物湯本爲補血而設謂不得專用則可謂不用則不可如血虛發熱立補血湯一方以黃芪一兩爲君當歸四錢爲臣氣藥多而血藥少使陽生陰長又如失血暴甚欲絕者以獨參湯一兩頓煎服純用氣藥斯時也有形之血不能速生幾微之氣所當急固使無形生出有形血驟脫者氣亦隨之而脫勢極危殆故用補氣之藥以固之使不全脫然後漸用補血之品以填之生之非謂一時之氣即能生血也即氣固之後仍當大補其血而以氣藥佐之亦非專補氣也蓋陰陽之要原根於無也故曰無名天地之始忽引老子語甚覺無謂不倫生死消長陰陽之常度豈人所能損益哉聖人裁成天地之化輔相天地之宜每寓扶陽抑陰之微權方復而

先憂七日之來未濟而預有衣袽之備血脫之後陰已大虧尚欲抑之必使全然無陰而後已耶且既欲抑之又何必補氣以生之蓋扶陽抑陰又是一義非補氣不補血之謂若云聖人扶氣抑血成何語耶總之此人心理已絕凡所引證皆全防未然不思隨口亂道本無足責所恨者崇信之人耳然而治未病也現在血脫而將死此時救之不暇便欲防其血太盛而成他病耶神農嘗藥按陰陽而分寒熱溫涼辛甘酸苦鹹之辨凡辛甘者屬陽溫熱者屬陽寒涼者屬陰酸苦者屬陰陽主生陰主殺司命者欲人遠殺而就生甘溫者用之辛熱者用之使其躋乎春風生長之域一應苦寒者俱不用神農本草上品藥中寒熱相半內經論司氣勝復宜寒宜熱亦相半歷古以來所傳養生方中寒熱溫涼亦間雜互用此有目所共見乃敢肆然曰

一應苦寒俱不用此眞喪心之語據所云則神農本草宜只載溫熱諸品其餘俱編入毒藥條內禁用可也要之服藥原是治病無病本不必服藥內經云五穀爲養五果爲助五菜爲充毒藥攻邪凡藥用之不當而或太過皆有毒故古人謂人參甘草皆能殺人惟六淫七情有偏勝則以藥救之且內經云寒者熱之熱者寒之溫者清之清者溫之何等明白乃不問病之何因而不特苦寒不用至於凉一概禁寒用熱能不十殺其五耶者亦少用蓋凉者秋氣也萬物逢秋氣不長矣服藥原爲治病而設並非藉以生長氣血也

天上地下陰陽之定位然地之氣每交於上天之氣每交於下故地天爲泰天地爲否聖人參贊天地有轉否爲泰之道如陽氣下陷者用味薄氣輕之品若柴胡升麻之類

舉而揚之使地道左旋而升於九天之上陰氣不降者用感秋氣肅殺而生若瞿麥扁蓄之類抑而降之使天道右旋而入於九地之下此東垣補中益氣湯萬世無窮之利不必降也升清濁自降矣

動筆便自相背繆據云地天爲泰天地爲否則宜乎陽降而陰升矣乃反欲升陽而降陰是欲反泰爲否也據云瞿麥扁蓄降濁降陰於九地之下又云不必降也升清而濁自降矣種種背繆總是慣以大言欺人全不思其中義理所以如此須知轉否爲泰何等關係而僅以升柴瞿扁當之本無是理且補中益氣湯不過因胃陽因濕下陷以此提出陽分耳不必著此大話頭也

年月日時皆當各分陰陽此其大略也獨甲子運氣內經雖備言之往往不驗當時大撓作甲子即以本年本月本

日本時爲始統紀其數如此未必直推至上古甲子年甲子月日時爲曆元也將千古聖人不易之論竟決然斷定指爲無稽之談爾知上古甲子確是何年何月大撓且不足憑誰爲可憑者耶小人之無忌憚固不足責讀者見此等荒唐而不駭亦有喪心之疾者也內經特明氣運有如許之與民病亦有如許之別如此讀內經者不可執泥譬如大明統曆選擇已定竟將千古陰陽家言及選擇祿命占候等書一味抹殺翻覺痛快細思之不能不啞然失笑也可信乎不可信乎陽一而實陰二而虛蓋陰之二從陽一所分故曰秉全體月有盈虧人之初生純陽無陰賴其母厥陰乳哺而陰始生如此說則小兒止有命門並無左腎直待乳哺足方生出左腎來蓋純陽無陰者謂小兒正當發生之時乘初

陽之氣生氣極旺猶如四時之春陽氣方張不必更助其陽非謂其體中全無陰氣也何得扯合　是以男子二八而精始通六十四而精已竭女子二七而經始行四十九而經巳絕人身之陰止供三十年之受用可見陽常有餘陰常不足前段要扶陽抑陰此處又要扶陰抑陽總是隨口亂道　況縱慾者多節慾者少故自幼至老補陰之功一日不可缺此陰字指陰精而言不是泛言陰血今之四物湯補陰者誤也補血亦有時必用何以必不可補蓋補陰補血補精確是三項事補陰不專指精血言而精血則皆屬陰也此段議論專要放出六味來所以作此地步

談陰陽者俱曰氣血是矣詎知火為陽氣之根水為陰血

之根易有太極是生兩儀兩儀生四象則五行乃陰陽所分豈有水火反爲陰陽之根者盍觀之天地間日爲火之精故氣隨之月爲水之精故潮隨之然此陰陽水火又同出一根朝朝禀行夜夜復命周流而不息相偶而不離惟其同出一根而不相離也故陰陽又各互爲其根陽根於陰陰根於陽無陽則陰無以生無陰則陽無以化從陽而引陰從陰而引陽各求其屬而窮其根也世人但知氣血爲陰陽而不知水火爲陰陽之根能知水火爲陰陽而誤認心腎爲水火之眞此道之所以不明不行也試觀之天上金木水火土五星見在而日月二曜所

以照臨於天地間者非眞陰眞陽乎內經之論陰陽極爲明白曰陰陽者天地之道也萬物之綱紀變化之父母生殺之本始神明之府也又曰陽化氣陰成形又曰水爲陰火爲陽又曰陰勝則陽病陽勝則陰病又曰陰陽者氣血之男女也左右者陰陽之道路也水火者陰陽之徵兆也陰陽者萬物之能始也故曰陰在內陽之守也陽在外陰之使也其言陰陽也詳而且明故五臟合言之則心肝陽而肺腎陰分言之則五臟各有陰陽惟腎有兩則左屬水而爲陰右屬火而爲陽人之元氣藏於腎中腎之陰陽必宜保護不宜戕賊比諸臟爲尤重何等明白乃幻成眞假無形有形根源太極等語其說愈微妙愈俚鄙荒唐意在欺世實自欺耳人

身心肝脾肺腎五行具存而所以運行五藏六腑之間者何物乎有無形之相火行陽二十五度無形之腎水行陰亦二十五度行陽行陰內經指營衛言辨見前而其根則原於先天太極

之眞此所以爲眞也一屬有形俱爲後天而非眞矣非根矣謂之根如木之根而枝葉所由以生也如此說則八味六味之能補眞陽眞陰竟是補太極矣嗟乎五臟六腑孰非有形之體草根木皮亦孰非有形之物不過氣性各殊借以補偏救弊耳何必過高其論自投魔境乎

既有眞陰眞陽何謂假陰假陽曰此似是而非多以誤人不可不知如人大熱發燥口渴舌燥非陽證乎余視其面色赤此戴陽也切其脈尺弱而無力寸關豁大而無倫此係陰盛於下逼陽於上假陽之證余以假寒之藥從其性而折之頃刻平矣如人惡寒身不離複衣手足厥冷非陰

證乎余視其面色滯切其脉濇按之細數而有力此係假寒之證寒在皮膚熱在骨髓余以辛凉之劑温而行之一汗而愈此亦有不可汗者凡此皆因眞氣不固故假者得以亂其眞陰盛格陽陽盛格陰此病變之不同何得指爲眞氣不固此亦專欲爲用八味地步耳假陽者不足而示之有餘也假陰者有餘而示之不足也此假字又與前眞字不對前所云眞者謂先天眞元之氣非後天及諸臟之氣耳此乃以陰盛似陽陽盛似陰之證對眞而言則前所云眞乃指熱爲實熱寒爲實寒也不荒謬之甚乎總之眞字本不通之至一身之中原無所謂假陰假陽也既已識其假矣而無術以投其欲彼亦扞格而不入經曰伏其所主而先其所因其始則同其終則異可使去邪而歸於

正矣

五行論

以火言之有陽火有陰火有水中之火有土中之火有金中之火有木中之火陽火者天上日月之火生於寅而死於酉陰火者燈燭之火生於酉而死於寅此對待之火也水中火者霹靂火也即龍雷之火無形有雷即有電而有何謂無形聲不焚草木得雨而益熾見於季春而伏於季秋原夫龍雷之見者以五月一陰生水底冷而天上熱龍爲陽物故隨陽而上升驚蟄已後龍已漸升何待五月欲遷就已說遂不顧義理如此冬至一陽來

復故龍亦隨陽下伏然則冬至已前一陽未生氷底終日寒冷龍竟日日在天上耶豈非笑談雷亦收聲人身腎中相火亦猶是也平日不能節慾以至命門火衰腎中陰盛不節慾有傷陰者有傷陽者何得專指爲火衰若云陰盛則精脫者必陰虛豈有陰反盛者耶龍火無藏身之位故遊於上而不歸是以上焦煩熱咳嗽等證善治者以溫腎之藥煩熱咳嗽明係陰虛溫腎藥豈可亂投從其性而引之歸原使行秋冬陽伏之令而龍歸大海此至理也奈何今之治陰虛火衰者以黃柏知母爲君而愈寒其腎益速其斃良可悲哉滋陰以治虛火苦寒以治實火此一定之法至庸醫之誤治原非正法也

金中火者，凡山中有金銀之礦，或五金埋瘞之處，夜必有火光（此金氣非火光也）。此金鬱土中而不得越，故有光耀發見於外。人身皮毛空竅中，自覺針刺蚊咬，及巔頂如火炎者，此肺金氣虛，火乘虛而現，肺主皮毛故也（肺家之火，何得專屬皮毛？凡咳嗽聲啞、面熱氣悶、肺痿肺癰、吐血消渴種種大證，皆是肺火之證，而乃遺却，何故？）。經曰：東方木實，因西方金虛也（既曰肺火，何以又曰肺虛？）。補北方水，即所以瀉南方火，雖曰治金中之火，而通治五行之火，無餘蘊矣。

金中之水，礦中之水銀是也（水銀乃未成之金也，何得指之爲水？）。在人身爲骨中之髓，至精至貴，人之寶也。木中水者，巽木入於坎水而上出其水卽木中之脂膏巽木入坎水乃是井卦之象豈木中之水耶然則凡井中之水皆木中之脂膏耶欲欺人而人不深思遂亂道如此人身足下有湧泉穴湧泉屬腎何以指爲木中之水肩上有肩井穴此暗水潛行之道凡精液潤布於皮膚之內者皮膚之內亦非木中之水皆井泉水也夫水有如許之不同總之歸於大海天地之水以海爲宗人身之水以腎爲源而其所以能晝夜不息者以其有一元之乾爲太極耳一元之乾爲太極試看此七字有一字連貫否醉生夢死之人談理談性本不足與辨特無恥已極爲可厭耳此水中之五行也明此水火之五行而土木金可例推矣

中風論

中風之疾愚意謂邪之所湊其氣必虛外感者間而有之間字當作五百年間出之間當專主虛論不必兼風明明說是中風乃非但云不盡是風并云不必兼風當時聖人何不竟云純虛之證反將五百年間出之病立爲名號使人因名責實竟作風病治誤人不淺耶譬如論中暑病而曰不必兼暑中寒病而曰不必兼寒即有之亦五百年間出之事豈成說話乎蓋眞中風則專以風治類中風則病各有因視其所感何因而分別治之何等明白穩當要其意專欲以八味六味二方治此病則不得不先以此病爲純虛之證也是何肺腸

河間東垣治中風專治本而不治風可謂至當不易之論既名中風又專治本而不治風則是本原虛弱之病不是中風矣況劉李之書具在雖各有所偏並無專治本不治風之說豈可誣之學者必須以陰虛陽虛爲主自後醫書雜出使

後學狐疑不決陰虛用六味陽虛用八味自古並無以此二方治中風者何嘗醫書雜出之後始不專用二方耶

或問人有半肢風者必須以左半身屬血右半身屬氣豈復有他說乎曰未必然人身劈中分陰陽水火男子左屬水右屬火女子左屬火右屬水男子半肢風者多患左女子半肢風者多患右即此觀之可見以陰虛為主左右一定之位何嘗以男女而別蓋左屬陽而右屬陰男陽女陰故病亦分屬然亦非盡如此者若以此為一定之病則男子患右女子患左者又何說耶

或問曰當此之時小續命湯可用乎曰未必然小續命湯

此仲景金匱要略治冬月直中風寒之的方即麻黃桂枝之變方也此又亂道直中風寒四字已屬不接冬月二字又是增出金匱第五篇載此方於中風歷節條下乃風痺風痱之風與麻黃桂枝治傷寒傷風者何涉其方下註云治中風痱身體不能自收口不能言冒昧不知痛處或拘急不得轉側何等明白曾不一見耶其間隨六經之形證逐一加減未便可按方統用其全方也中風之證雖亦有各經之發然亦不過有一二現證豈如傷寒之鑿鑿可分者加減法皆後人所捏非金匱原方所有也如太陽無汗於本方中倍麻黃杏仁防風如有汗惡風於本方中倍桂枝芍藥杏仁如陽明無汗身熱不惡風於本方中加石膏無汗不得用白虎何得反用石膏知母甘草有汗身熱不惡風於本方中加葛根有汗不可更發

何得反用葛根桂枝黃芩如太陽無汗身涼於本方中加附子乾薑甘草少陰經中有汗無熱於本方中加桂枝附子甘草凡中風無此四證六經混淆係於少陽厥陰或肢節攣痛或麻木不仁每續命湯八兩加羌活四兩連翹六兩此係六經有餘之表證須從汗解如有便溺阻隔宜三化湯或局方麻仁丸通利之雖然邪之所湊其氣必虛世間內傷者多外感者少間而有之既云邪之所湊則邪非外感而何此方終不可輕用

考補小續命湯

麻黄　人參　黄芩　白芍　防巳　桂枝　川芎
防風　甘草　附子　杏仁　石膏　當歸

傷寒論

傷寒專祖仲景凡讀仲景書須將傷寒與中寒分爲兩門始易以通曉傷寒從來無人以中寒併爲一病者卽同一傷寒亦有傷風傷寒之不同況本屬兩病耶爲因年久殘缺補遺註釋者又多失次錯誤莘歷代考證者漸明逮陶節菴六書吳綬蘊要二書刊行而傷寒之理始著二書却是自開簡便門戸不足以發明仲景仲景書細讀本自了然也予於至理未暇詳辨先將傷寒中寒逐一辨明庶不使陰陽二證混亂此中

寒其意蓋指直中陰經之傷寒言若雜證之中寒別是一病非傷寒也非直中也乃寒邪太甚入於肌膚血脈或內連臟腑陽氣爲寒氣所束不能和通見種種畏寒等證不依經傳變亦不必盡在冬月此感冒之至重者其法以溫中散寒爲主亦不得槩用辛熱之藥使寒氣與熱氣相爭而無出路則立死矣　夫傷寒治之得其綱領不難也若求之多岐則支離矣先以陽證言之夫旣云傷寒則寒邪自外入內而傷之也其入則有淺深次第自表達裏先皮毛次肌肉又次筋骨傷寒之病不入筋骨腸胃此其漸入之勢然也若夫風寒之初入必先太陽寒水之經便有惡風惡寒頭痛脊痛之證寒鬱皮毛是謂表證三陽皆是表證何獨以太陽爲表若在他經則無此證矣三陽亦有兼證脈若浮緊無汗

爲傷寒以麻黃湯發之得汗爲解浮緩有汗爲傷風用桂枝湯散邪汗止爲解桂枝湯非止汗之藥乃解肌之藥也傷風自汗乃邪汗汗雖出而熱仍不已故用桂枝湯和其營衛仍令微微由汗而解此謂之正汗但不若麻黃之發汗爲稍甚耳若云汗止則桂枝反爲止汗之藥邪風將何從出耶若無頭疼惡寒脉又不浮此爲表證罷而在中中者何表裏之間也乃陽明少陽之分脉不浮不沉在乎肌肉之間謂皮毛之下也然有二焉若微洪而長即陽明脉也外證鼻乾不眠用葛根湯以解肌脉弦而數少陽脉也其證脇痛耳聾寒熱往來而口苦以小柴胡湯和之蓋陽明少陽不從標本從乎中治也若有一毫惡寒尚

在表雖入中還當兼散邪過此爲邪入裏爲實熱脈不浮不沉沉則按至筋骨之間方是若脈沉實有力外證不惡風寒而反惡熱譫語大渴六七日不大便明其熱入裏而腸胃燥實也輕則大柴胡湯重則三承氣湯大便通而熱愈矣以陰證言之若初起便怕寒手足厥冷或戰慄踡臥不渴兼之腹痛嘔吐泄瀉或口出涎沫面如刀刮不發熱而脈沉遲無力此爲陰證上文說三陽經證此處便當接三陰傳變之證乃不竟其說反以直中陰經之證當之何也不從陽經傳入熱證治例直中陰經固宜用辛熱之品而陽經傳入三陰之證其間熱極宜涼者固多如上文諸寒證亦復不少即下文理中薑附等湯皆仲景治陽經傳入

陰經之方未嘗爲直中陰經設也更當看外證如何輕則理中湯重則薑附湯四逆湯以溫之由此觀之可見傷寒者由皮毛而後入腑臟初雖惡寒發熱而終爲熱證傳入三陰亦非盡熱證矣其人必素有火者有火之人卒遇大寒何嘗無中寒之病中寒者直入臟腑始終惡寒而並無發熱等證其人必無火者無火之人熱邪入裏何嘗無極熱之證若如此此則仲景當時著傷寒論不必細細分別祇問其人之素體而寒熱立辨矣豈非讕語耶一則發表攻裏一則溫中散寒兩門判然明白何至混雜使人疑誤耶此則以傳經爲陽證直中爲陰證至傳經之三陰證則置而不論豈傳經卽直中耶抑三陰宜溫之證亦陽證耶蒙混已極

桂枝湯　治太陽經傷風發熱自汗惡風　桂枝　芍藥　甘草　桂枝湯中薑棗爲至要之品成無巳註云以甘緩之以辛散之是也開卷第一方而五味之中遺去二味何耶

葛根湯　赤芍　葛根　葱白　生薑　桂枝　麻黄　甘草　大棗　古時芍藥赤白不分而傷寒方亦從無用赤芍者彼之改白爲赤者蓋俗醫每以白芍爲收斂之品不宜用於疏表之方也然則桂枝湯亦用赤芍耶○葛根湯中並無葱白傷寒論中惟少陰經中白通湯等三四方温散腎邪用之與陽明無涉也　治陽明胃經目痛鼻乾不寐如有惡寒證本方加麻黄　惡風加桂枝　如正陽明腑病不惡寒有汗而渴當用白虎湯　正陽陽明腑病是胃家實也承氣湯主之仲景論之甚明若白

虎則治陽明經汗出煩渴之證與脇滿迴別此最大關節經文鑿鑿誤治立死矣

小柴胡湯　治少陽膽經耳聾脇痛寒熱往來口苦　柴胡　黃芩　甘草　小柴胡只載三味遺去人參半夏薑棗四味全不成方最爲怪誕蓋小柴胡之得名專以有人參也用大黃則爲大柴胡矣今去人參已失原方之義況并去半夏之辛散以治煩嘔去薑棗之甘辛以和營衛而只此三味何以治少陽諸證耶　此經無出入路不可汗下止有此湯和解之如兼陽明證本方加葛根芍藥如尚有惡寒等證用大柴胡湯　惡寒則病尚在表大黃豈可輕用惟往來寒熱則可用耳　兼表兼下

大柴胡湯　表證未除而裏證又急汗下兼行　柴胡　黃芩　芍藥　半夏　人參　大黃　枳實　大柴胡本無人參偏加入

人參小柴胡原有人參偏去人參變亂古方是何肺腸

白虎湯　治身熱大渴而有汗脈洪大者如無渴者不可用此藥爲大忌倘是陰虛發熱服之者死若五六月暑病者必用此方又當審其虛實　石膏　知母　甘草　人參　竹葉　糯米　此又蒙混之極者白虎湯治陽明外熱之證祇有石膏知母甘草粳米四味至煩渴甚者用白虎加人參湯又是一方至於人參竹葉同用又是竹葉石膏湯中之藥俱不得竟指爲白虎湯也至以糯易粳尤爲不典

小承氣湯　治六七日不大便腹脹滿悶病在太陰無表證汗後不惡寒潮熱狂言而喘者　此又大誤害人者太陰病皆屬寒邪傷寒太陰

全篇無純用寒下之法卽有用大黃者亦與桂枝同用謂之温下一用寒凉必幾此第一大關節也乃以此爲太陰之藥豈不誤極蓋小承氣乃陽明正藥正與太陰相反况太陰病豈有汗後潮熱狂言等證眞乃自得狂疾發此狂談也　大黃　厚朴　枳實

大承氣湯　治陽明太陰譫語（太陰無用承氣法辨在前）五六日不大便腹滿煩渴并少陰舌乾口燥日晡發熱（少陰並無日晡發熱之證日晡發熱者陽明也）脈沉實者　大黃　厚朴　枳實　芒硝

四逆散　治陽氣亢極（此是熱邪漸深至於少陰轉過經絡故用此以宣通之若云陽氣亢極則惟有急下之法四逆諸品何能愈之故成無已云邪在三陽則手足熱在太陰則手足温在少陰則熱漸深手足逆而不温也用四逆散以散傳經之熱此爲正解）血脈不通四肢厥逆在臂脛之

下若陰證則上過乎肘下過乎膝以此為辨也　柴胡
芍藥　甘草　枳實
仲景傷寒論中諸方字字金科玉律不可增減一字猶之
錄六經四子語豈可擅自刪改將杜撰之語亂入耶惟臨
病增減未嘗不可因許出入若抄錄古方先為變易仍指
為某方則大亂之道矣此人凡引錄唐宋諸方皆非原本
其方本非聖經姑不置辨乃漢以前諸方歷古無人敢易
一字而錯誤如此則後人以訛傳訛全失製方之義為害
不小
矣

初病無熱便四肢厥冷或胸腹中滿或嘔吐腹滿痛下利
脈細無力此自陰證受寒即真陰證非從陽經傳來便宜
溫之不宜少緩經云發熱惡寒者發於陽也無熱惡寒者

發於陰也治宜四逆湯此又亂道之至者發熱二句傷寒論開卷即載乃指傷風傷寒而言人人皆見何嘗以無熱句爲陰證耶無熱惡寒乃太陽經宜麻黄湯發汗之證四逆湯乃太陰少陰經宜溫裏之證遠隔三四經將治宜四逆湯連屬上文治正相反一投即斃可恨極矣腹滿腹痛皆是陰證只有微甚不同治難一槩腹痛不大便桂枝芍藥湯腹痛甚桂枝大黄湯此又殺人之術也仲景治太陰條中云大實痛者桂枝大黄湯主之此乃傳經熱邪陷入太陰故兼表兼下若以之治直中純寒之證而用大黄則寒邪益陷而下脫其危可立待也若自利腹痛小便清白宜溫中理中四逆看微甚用輕者五積散重者四逆湯無脈者通脈四逆湯使陰退而陽復也

子又有說焉若讀傷寒書而不讀東垣書則內傷不明而

殺人多矣讀東垣書而不讀丹溪書則陰虛不明而殺人多矣讀丹溪書而不讀薛氏書則眞陰眞陽不明而殺人亦多矣此又隨口亂道矣豈有仲景不知內傷東垣不知陰虛之理至眞陰眞陽則尤爲邪說從古無眞陰眞陽之論此乃薛氏自創之邪說已前諸公豈能預料後世有創造邪說之人而先講明之耶蓋仲景論傷寒則說傷寒傷寒中何得以內傷立論東垣論內傷則說內傷內傷中何得以陰虛立論丹溪論陰虛則說陰虛陰虛中何得以眞假立論彼所謂眞者指腎中之陰陽也然謂五臟各有陰陽則可謂腎爲眞餘爲假則不可東垣曰邪之所湊其氣必虛世間內傷者多外感者間而有之此間字當作五百年間出之間甚言其無外感也明明云邪之所湊乃云非外感則邪是何邪湊將安湊耶若五百年間出之間則是千中無一直云內傷中無傷寒可矣何以又入傷寒

條內東垣脾胃論與夫內傷外感辨深明飢飽勞逸發熱等證俱是內傷悉類傷寒切戒汗下東垣原指內傷之類傷寒者不可從傷寒治並非指天下之傷寒皆內傷也引書失旨自誤誤人以為內傷多外感少只須溫補不必發散外感多而內傷少者溫補中少加發散以補中益氣湯一方為主加減出入如內傷兼傷寒者以本方加麻黃兼傷風者以本方加桂枝兼傷暑者本方加黃連兼傷濕者本方加羌活查東垣脾胃論調中益氣條下並無此等加減法不知出於何書當時方法之亂原自東垣啓其端然尚不至如此之甚總之治病必求其本一病自有一方自然隨手皆效必立一方以治盡天下之病開簡便之路為下愚立法則必自陷於下愚之境蓋醫者人命所關固至難極重之事原不可令

下愚之人爲之也實萬世無窮之利東垣特發明陽虛發熱之一門也陽虛發熱從來所無經云陽虛生外寒未聞陽虛反發熱者若陽虛外越之證則又是一類正與補中益氣治法相反投升柴即死也然世間眞陰虛而發熱者十之六七亦與傷寒無異傷寒桂枝麻黃二證具在豈有陰虛發熱而類此者眞怪談也反不論及何哉今之人一見發熱則曰傷寒須用發散發散而斃則曰傷寒之法已窮奈何豈知丹溪發明之外尚有不盡之旨乎予嘗於陰虛發熱者見其大熱面赤口渴煩躁與六味地黃大劑一服即愈若係有外邪者服六味未必即死而病必無愈期余見此等誤治而遷延以死者不可勝計所以痼心疾首而批此書若其偶愈者則必其邪氣甚微兼有浮火之人耳如見下部虛

寒足冷上部渴甚躁極或欲飲而反吐即於六味湯中加肉桂五味甚則加附子冷飲下嚥即愈此陽虛之證附桂原不禁用但或邪氣未盡則熟地五味黄肉俱能留邪爲害也且舉傷寒口渴一證言之邪熱入於胃府消耗津液故渴恐胃汁乾急下之以存津液其次者但云欲飲水者不可不與不可多與並無治法縱有治者徒知以芩連知柏麥冬五味天花粉甚則石膏知母以止渴此皆有形之水以沃無形之火安能滋腎中之眞陰乎若以六味地黄大劑服之其渴立愈何至傳至少陰而成燥實堅之證乎口渴宜下有二證一則熱邪在陽明一則熱邪傳少陰下之所以驅邪使出也

若以熟地黄肉補之斂之安有不死者况六味爲腎經滋
補之藥當邪火未入少陰之時反引入少陰使邪氣斂藏
而無出路從此之後雖小疾亦無愈期而多變證矣近日
庸醫凡遇有邪而用此藥者[illegible]後有藥不效不咎其用六
味之害反以爲曾用過六味而既成燥實堅之證仲景不
猶不效眞絕證也嗚呼傷哉
得已而以承氣湯下之此權宜之霸術然諄諄有虛人老
弱人之禁故以大柴胡代之八味湯即仲景之方也去桂附而爲六味諒亦可深思而
得之乃計不出此而造承氣之霸術又自知此方之爲害
造大柴胡代之仍舊不離大黄等峻藥其譏訕仲景之愚
眛誤人如此嗚呼下愚之無忌憚至於此極眞病狂之人
本不足與辨所以辨者爲天下有一隙之明者亦爲所惑
而不察也陶氏以六一順氣湯代之豈以二湯爲平易乎代之
而愈所喪亦多矣况不愈者十之八九哉又一不知叙六味者當時

若多用六味地黃飲子大劑服之取效雖緩其益無窮果係傷寒死不旋踵耳況陰虛發熱者小便必少大便必實其上證口渴煩燥與傷寒無異云與傷寒無異則實非傷寒矣前後背謬如此彼之承氣者不過因亢則害下之以承眞陰之氣也眞陰之氣如子今何承夢話也直探其眞陰之源而補之如亢旱而甘霖一施土木皆濡頃刻爲清涼世界矣何不可哉況腎水既虛矣復經一下之後萬無可生之理如果腎虛之證則絕不是傷寒仲景從未嘗以承氣治虛勞如係傷寒則仲景當日用承氣亦不一矣竟無一生者耶愼之愼之吾爲此懼故於補天要論中詳言之

合而言之眞知其爲陽虛也則用補中益氣湯陽虛者最懼越上爲害反用升柴以提之乃速之死也東垣製此方爲胃陽下陷而設非泛指陽虛也如此誤解即東垣亦不瞑目於地下矣眞知其爲陽虛直中也則用附子理中湯眞知其爲陰虛也則用六味腎氣湯如有邪不得用眞知其爲陰虛無火也則用八味腎氣湯有邪亦不得用其間有似陰似陽之假證也則用寒因熱用之法從之不可少誤惟以補正爲主不可攻邪正氣得力自然推出寒邪汗出而愈前此泛說不辨邪之有無已爲糊塗此處直云不可攻邪竟不論何經傷寒只將六味八味二方大劑與服使熟地桂附等發汗而愈將仲景當日一片苦心千年奉爲章程者一齊抹却下愚之無忌憚至此而極可悲也夫

攻之一字仁人之所惡

也養奸豢盜仁政然乎百戰百勝戰之善者也不戰而屈人之兵善之善者也故曰善戰者服上刑傷哉仲景殺無赦矣

吕氏曰正氣得力二句灼然妙理與景岳論參看更明自然二字妙甚從東垣補中益氣論來此等絕滅天理之談獨有會心贊嘆如此其肺腸亦不可問矣

温病論

治温病者將如何予有一法經曰不惡寒而渴者是也不惡寒則知其表無寒邪矣曰渴則知其腎水乾枯矣温病非少陰之證且渴者多屬陽明何以知其必腎乾也蓋緣其人素有火者冬時觸冒寒

氣雖傷而亦不甚惟其有火在內寒亦不能深入所以不即發而寒氣伏藏於肌膚溫是天氣非并指人之本體也如此說將無火之人入春便變爲寒病耶是何等人一定生何等病矣自冬至三四月歷時既久火爲寒鬱於中亦久將腎水熬煎枯竭從無外感之邪藏於腎中半年而發者蓋甲木陽木也藉癸水而生腎水既枯至此時強木旺無以爲發生滋潤之本故發熱而渴非有感冒也明明說是冬時觸冒寒氣又云非有感冒何前後矛盾也海藏謂新邪換出舊邪非也換字何等不通若復有所感表又當懸寒矣乎以六味地黃滋其水以柴胡辛涼之藥舒其木鬱隨手而應此方活人者多矣柴胡爲少陽疎散之藥加入腎經滋

補藥中將引六味入少陽耶將并柴胡納入少陰耶製方之義已絕彼曾騐人參不可入六味中乃柴胡反可入六味眞喪心之談也　予又因此而推廣之凡久時傷寒者亦是鬱火證既是傷寒何云鬱火若其人無火則爲直中矣有火者變爲溫病無火者便是直中天下竟無傳經正傷寒矣且直中是至險之證豈可泒定無火人必患此耶惟其有火故由皮毛而肌肉而腑藏傷寒無不由皮毛入者豈必有火之人爲然今人皆曰寒邪傳裏寒變爲熱既曰寒邪何故入內而反爲熱又何爲而能變熱耶不知即是本身之火爲寒所鬱而不得泄一步反歸一步日久則純熱而無寒矣所以用三黃解毒解其火也升麻葛根即火鬱發之也三承氣即土鬱奪之小柴

胡湯木鬱達之也此理甚簡而易只多了傳經六經諸語支離多岐傷寒傳經之說自內經熱論及仲景傷寒論諸書相傳以來數千年守之不變淺學不能全窺少有所誤非殺人即寡效然無有能出範圍者今乃敢肆然以爲無傳經六經等法且譏訕古聖以爲支離多岐此天理絶滅之談原無足辨但恐世之祟信者終無悟日故又不能已於言也凡雜證有發熱者皆有頭疼項強目痛鼻乾脇痛口苦等證何必拘爲傷寒局傷寒方以治之也雜證原不必守定傷寒法但傷寒諸方加減出入雜證所不能外惟六味則斷斷無治雜感之理也余於冬月正傷寒獨麻黃桂枝二方作寒鬱治鬱亦增出其餘但不惡寒者作鬱火治鬱火另是一證非傷寒類也此二語專爲欲用逍遙散而設此不佞之創論也聞之者孰不駭然吐舌及閱

虞天民醫學正傳傷寒篇云有至人傳曰傳經傷寒是鬱病如此亂道不知是何等至人余一見之不覺竊喜以爲先得我心之同然及考之內經帝曰人傷於寒而傳爲熱何也岐伯曰寒氣外凝內鬱之理之理二字何等文理腠理堅緻玄府閉密則氣不宣通濕氣內結與濕何涉中外相薄寒盛熱生寒極生熱故爲寒盛熱生使不接故人傷於寒轉而爲熱汗之則愈則外凝內鬱之理可知觀此而余以傷寒爲鬱火者不爲無據故特著鬱論一篇此僞造內經又怪異之極者內經熱論云人之傷於寒也則爲病熱熱雖甚不死其兩感於寒而病者必不免於死帝曰願聞其狀下文岐伯卽以傷寒傳經及兩感病狀分別言之明白詳悉何嘗有外凝內鬱等語僞造

經文無忌憚已極至云傳而爲熱尤不僅人事蓋傷寒第一日在太陽即已發熱不必傳也故本經名爲熱論今改則字爲傳字彼固不知寒之何以爲熱所以上文造出有火無火等邪說也

鬱病論

內經曰木鬱則達之火鬱則發之土鬱則奪之金鬱則泄之水鬱則折之然調其氣過者折之以其畏也所謂瀉之內經五法之註乃出自張子和非啓玄舊文故多誤無稽之談隨口而出可怪予既改釋其誤又推廣其義以一法代五法自古從無一法可代幾法者若爾此書何止可代五法直以六味八味代盡自古以來萬病萬法也神而明之屢獲其效故表而書之蓋東方先生木木者生生之氣即

火氣空中之火附於木中木鬱則火亦鬱於木中矣在木中則非空中矣不特此也火鬱則土自鬱土鬱則金鬱而水亦鬱矣然則非五鬱乃一鬱也此五行相因自然之理惟其相因也予以一方治其木鬱則諸鬱皆因而愈一方者何逍遙散是也方中惟柴胡薄荷二味最妙蓋人身之膽木乃甲木少陽之氣何以只是膽不是肝氣尚柔軟象草穿地始出而未伸此時被寒風一鬱何以鬱必由寒風即萎軟抑遏而不能上伸不能上伸則下尅脾土而金水併病矣何以一病必皆病惟得溫風一吹鬱氣即暢達蓋木喜風肝為風藏最惡者風反云喜風風搖則舒暢若寒風則

畏矣溫風者所謂吹面不寒楊柳風也木之所喜也柴胡薄荷辛而溫者柴胡薄荷正驅風之藥非即風也眞乃亂道惟辛也故能發散溫也故入少陽立方之妙如此甚甚者方中加左金丸左金丸止黃連吳茱萸二味黃連但治心火吳茱萸氣燥黃連獨非寒藥乎且肝最畏燥者以風爲燥氣又燥能傷血也肝之氣亦燥同氣相求故入肝以平木同氣相求如何反能平之木平則不生心火火不刑金而金能制木不直伐木而佐金以制木此左金之所以得名也此又法之巧者然猶未也一服之後繼用六味地黃加柴胡芍藥服之以滋腎水俾水能生木此處又要生木前後顛倒如此倘生木而

心火又旺銷鑠肺金左金又無用矣其意專爲要用六味而鬱證則六味斷斷難下所以立出生木一法來則六味又爲必用之方作傷心勞亦可憐也逍遥散者風以散之也地黃飲子者雨以潤之也木有不得其天者乎此法一立木火之鬱既舒木不尅脾土且土亦滋潤無燥熇之病金水自相生予謂一法可通五法者如此必牽連說下方可一法代五法否則又要立一方矣豈惟是哉推之大之千之萬之其益無窮凡寒熱往來似瘧非瘧惡寒惡熱嘔吐吞酸嘈雜胸痛胠脇痛小腹脹悶頭暈盜汗黃疸瘟疫疝氣飧泄等證皆對證之方也一法可代諸雜病法推而至於傷風傷寒傷濕除直中凡外感者俱作鬱看一法可代

傷寒諸法余所謂不但一法可代五法凡天下萬病萬法俱可代者誠然哉誠然哉嗟乎古人治病不但病名之異者各有治法即一病之中亦千頭萬緒種種各别乃竟以一方了之眞喪心病狂之人也以逍遥散加減出入無不獲效如小柴胡湯四逆散羌活湯大同小異然不若此方之響應也神而明之變而通之存乎人耳所謂神明變通者總用六味也倘一服即愈少頃即發或半日或一日又發發之愈頻愈甚此必屬下寒上熱之假證變病本無此等似熱實寒之證其所以又轉此語者專爲要用八味也此方不宜復投當改用溫補之劑如陽虛以四君子湯加溫熱藥陰虛者則以六味湯中加溫熱藥甚者尤須寒因熱用少以冷藥從之用熱藥冷探之

妙何嘗
夢見哉

醫貫砭卷上終

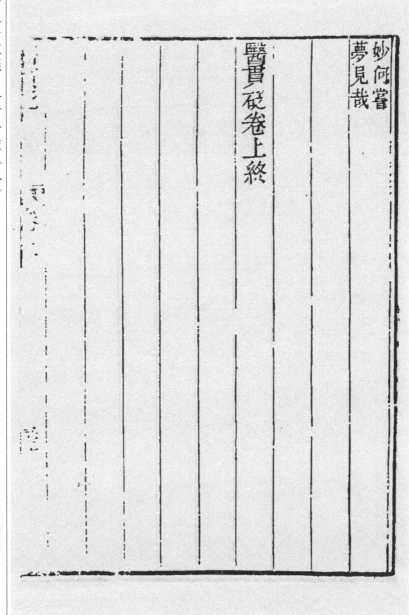

試效驗錄上　終

夢見姚
妙同嘗

法不則拒格不入非惟無益而反害之病有微甚治有逆從玄機之士不須予贅

古方逍遙散　柴胡　薄荷　當歸　芍藥　陳皮
甘草　白术　茯神

呂氏曰六味加柴芍亦立齋法也合逍遙散謂腎肝同治但立齋去芍藥趙氏單用芍藥爲不同二方同用萬無此理薛氏本庸醫之首經此二人一表章尤悞人無盡矣

呂氏又曰以加味逍遙散六味丸治鬱自薛長洲始也邪說之宗然長洲之法實得之丹溪越鞠之芎藭即逍遙之歸芍

也越鞠之蒼术即逍遥之白术也越鞠之神麴即逍遥之陳皮也越鞠之香附即逍遥之柴胡也越鞠之梔子即逍遥之加味也但越鞠峻而逍遥則和矣越鞠燥而逍遥則潤矣此則青出於藍後來居上亦從古作述之大凡如東垣之補中益氣比枳术萬全無弊矣然豈可謂枳术之謬而禁不用哉此段議論不但明末庸醫之非蠱盡見而呂氏之分毫不曉亦和盤拓出矣古人治病一病有一病之方一方有一方之藥一藥有一藥之性一藥增損方名即别七情六淫各有專治譬如父子夫婦有天生者有配合者分毫不可假借肉桂不容易以附子黃連何得易以石膏此醫道之所以難也今云此藥即可當某藥倘有人曰某人即我之父也某人即我之夫也人盡以爲亂倫矣爲此說者於古人治病之法立方之義用藥之

醫貫砭卷下

吳江徐靈胎洄溪著　　男　爔鳳和校

論血證

六淫中雖俱能病血其中獨寒氣致病者居多寒氣致病亦間有之偏要以此爲主是何肺腸何也蓋寒傷榮風傷衛自然之理又太陽寒水少陰腎水俱易以感寒一有所感皮毛先入肺主皮毛水冷金寒肺經先受血亦水也故經中之水與血一得寒氣皆凝滯而不行咳嗽帶痰而出問其人必惡寒切其脈必緊視其血中間必有或紫或黑數點此皆寒淫之驗也

以上數證熱極之病何嘗無之一誤則立斃矣醫者不詳審其證便以爲陰虛火動而概用滋陰降火之劑病日深而死日迫矣余嘗用麻黄桂枝湯而愈者數人皆一服微汗而愈蓋汗與血一物也奪血者無汗奪汗者無血此二語出靈樞營衛生會論專爲汗血一類故脫血之人不可再發其汗汗多之人不可再去其血乃反引爲脫血者必要出汗之證其顛倒至於此極而呂氏偏以至理二字贊之癡人說夢深信不疑眞可憐也余讀蘭室秘藏而得此意因備記以廣其傳

麻黄桂枝湯　人參　麥冬　桂枝　當歸　甘草

黄芪　白芍　五味子此方出東垣蘭室秘藏治吐血門寒鬱爲火而得吐血證者仍從表

散原有此理但亦須有先後次序即使一方之中欲兼顧本原亦須擇其兩不相礙古人曾有合用者用之始不害製方之義乃散者斂者寒者熱者上者下者輕者重者表者裏者燥者潤者一齊并用將使此劑何所適從哉蓋藥味既亂生人尚難殺人亦不易服之或不至於死而竟愈亦間有之但古聖立方原有定法最為嚴謹至唐人專重藥性規矩略寬然古法仍不甚失至宋末猶有存者自東垣出而法度乃遂蕩然特功夫頗深自成一家推崇已久有言不信惟願天下後世將內經及金匱傷寒等書沉潛參究有得於心自能明辨其是非也

客曰吐血可用辛熱為扶陽抑陰始聞命矣然復有眞陰眞陽之說可得聞乎曰世之言陰陽氣血盡之矣誰則云然豈知火為陽氣之根水為陰血之根乎陰陽屬二氣水火屬五行豈有二氣反根五行者吾所謂水火又非心腎之謂人身五行之外另有一

無形之火無形之水流行於五臟六腑之間（陰陽二氣內經言之不一謂之氣自然無形謂之水火則有形矣乃又云無形之水火故作玄妙之談以欺世其實只見其支離耳）惟其無形故人莫知試觀之天日爲火之精故氣隨之月爲水之精故潮隨之（日月未嘗無形）如星家看五行者必以太陽太陰爲主然此無形之水火又有一太極爲之主宰（將辛熱之藥補太極恐尚遠涉）則又微乎微矣此天地之正氣而人得以生者是立命之門謂之元神無形之火謂之元氣無形之水謂之元精寄於兩腎中間故曰（誰如此亂道）五臟之中惟腎爲眞（餘臟皆假有是理乎）此眞水眞火眞陰眞陽之說也

又問曰眞陰眞陽與血何干乎曰予但知血之爲血而不知血之爲水也人身涕唾津液痰汗便溺皆水也獨血之水隨火而行故其色獨紅腎中之眞水乾則眞火炎血亦隨火而沸騰腎中之眞火衰則眞水盛血亦無附而泛上

從未聞有眞水盛而得病者○火無附而升理之所有水亦無附而升非笑談乎水之爲物何必有附也惟水

火奠其位而氣血各順布焉故以眞陰眞陽爲要也

薛立齋遇張東谷談命時出中庭吐血一二口云久有此證遇勞即發余意此勞傷肺氣其血必散視之果然與補中益氣湯加門冬五味山藥熟地茯神遠志服之而愈

呂氏云此證今人必混入歸脾矣看古人分明不苟處勞傷肺氣吐血用歸脾湯間或有之但斷斷不用補中益氣耳況補中益氣湯中門冬五味熟地與升柴同用惟薛氏效法東垣者有之於古人製方之義全失繆種流傳至趙氏等而極眞堪痛心者也或云旣如此不適何以服之有效蓋製方與選藥原屬二道苟其藥不盡與病相反一味合宜卽有小效但藥是而不成方或不能速愈或不能全愈或愈而有弊耳非謂製方無法人參竟不補附子竟不熱也惟急證危證大證奇證緊要關頭而製方有乖則徒有害而無益學者豈可因其有小效而遂奉爲章程耶且安知無陰受其害而不覺者亦安知無明受其害而諱言者

論八味丸

八味丸 治命門火衰不能生土致脾胃虛寒飲食少思大便不實下元衰憊臍腹疼痛夜多漩溺等證 熟地

山藥　山萸　丹皮　茯苓　澤瀉　肉桂　附子　按八味載於仲景金匱要略中凡五見一見於第五篇云治脚氣上入少腹不仁再見於第六篇云虛勞腰痛少腹拘急小便不利者八味腎氣丸主之三見於第十二篇云夫短氣有微飲當從小便去之腎氣丸主之四見於第十三篇云男子消渴小便反多飲一斗小便亦一斗腎氣丸主之五見於第廿二篇云婦人轉胞不得溺但利小便則愈腎氣丸主之觀此五條皆瀉少腹膀胱寒濕之疾爲多蓋腎者水藏凡水病皆歸之故用茯苓澤瀉山藥等利水之藥而腎虛惡燥故又用熟地萸肉等滋斂之藥又水爲寒邪故用附桂等助陽通痺之藥相濟而相成總以通腎氣利小便爲主此八味之正義也孰知趙氏竟以之爲補先天真火並能補太極之方不但仲景之所不料即自古造方者亦不料也○又按古法只有乾地黃生地黃並無熟地黃熟地黃乃後人製法以之入滋補下焦藥中頗爲得宜若入湯劑及凉血等藥甚屬不合蓋地黃專取其性凉滑利熟則膩滯不能流行矣况外感未消痰火未除一槩用熟地

爲害尤甚加減不依易老亦不效今人有加人參者人參乃是脾經藥到不得腎經（人參不可加柴胡獨可加乎）有加黃柏知母者有欲減澤瀉者皆不知立方本意也（加知柏不知立方之本意加柴胡獨知立方之本意乎）

水火論

坎乾水也氣也卽小而井大而海也兌坤水也形也卽微而露大而雨也（井海之水爲氣雨露之水爲形成何說話）一陽陷於二陰爲坎坎以水氣潛行地中（坎爲水何以云坎以水氣）爲萬物受命根本故曰潤萬物者莫潤乎水一陰上徹於二陽爲兌兌以有形之

水普施於萬物之上（兌澤也如何普施萬物之上）爲資生之利澤故曰說萬物者莫說乎澤明此二水可以悟治火之道矣心火者有形之火也相火者無形之火也無形之火內爍熱而津液枯（然則命門之眞火害人如是耶）以五行有形之兌水制之者權也（兌水是身中何物如何是制之之法）吾身自有上池眞水氣也無形者也以無形之水沃無形之火（無形之水又是身中何物如何是沃之之法一味胡言即彼亦不能自解也）常而可久者也是爲眞水眞火升降既宜而水火既濟矣醫家不悟先天太極之眞體（又說到太極更眇茫矣）不窮無形水火之妙用而不能用六味八味之神劑者其於醫理尚

欠大半上文說乾說坤說坎說兌以及有形無形眞水眞火太極眞體何等廣大淵微不知有何等出神入化之治法乃竟不過六味八味二方而八卦太極之道已無不貫串通天徹地學問只要記此二方足矣豈非夢境

六味丸說

六味丸　治腎虛作渴小便淋秘氣壅痰涎頭目眩暈眼花耳聾咽燥舌痛腰腿痿軟等證及腎虛發熱自汗盜汗便血諸血失音水泛爲痰之聖藥（水泛爲痰是濕在上焦矣豈熟地萸肉所能治）血虛發熱之神劑又治腎陰虛弱津液不降敗濁爲痰（豈酸濕所宜）或致欬逆（萸肉熟地亦非治欬之藥將痰火補住永成勞怯矣）又治小便不禁收精氣之虛脫爲養氣滋腎制火導水使機關利而脾土

健實（熟地萸肉皆健脾之品）熟地　萸肉　山藥　丹皮　茯苓

澤瀉

地黃山藥澤瀉皆潤物也此方所補之水無形之水（六味有形之藥何以能補無形之物愈說得高妙愈淺陋矣）物之潤者亦無形（此又亂道之至者何以物之潤者皆無形然則天下有形之物皆極燥者耶）故用之

呂氏曰明薛新甫治陰虛火動用丹溪補陰法不驗者以六味代之立應自此以來爲補陰之神方矣趙氏得力於薛氏醫案而益闡其義觸處旁通外邪雜病無不貫攝（外邪雜病一方治盡稍有知識者決不爲此言）而六味之用始盡然趙氏加減之法

甚嚴又稍異於薛氏高鼓峰嘗詳論兩家加減之法而附以己意呂氏之學實得之高鼓峰高鼓峰則首宗趙氏之人也呂氏因信高之故而信趙天下之人又因信呂氏選時文講性理之故而併信其醫且只記兩方可治盡天下之病愚夫又甚樂從貽害遂至於此極所以罪首禍魁高不能辭而承流揚波呂之造孽更無窮世所刻鼓峰心法高呂醫案等書一派相承辨之不勝其辨知趙氏之謬則餘者自能知之矣以授其門人甚辨今述之左

六味丸薛氏一變而爲滋腎生肝飲用六味減半分兩而加柴胡白术當歸五味合逍遙而去白芍藥加五味合都氣意也柴胡白术白是二藥何以見得必定是逍遙都氣中來而云合也以生肝故去芍藥而留白术甘草以補脾六味方中何以容得補脾藥補脾者生金而

制木也以制爲生相生之法別是一義不得如此講若云白术補脾生金而制木遠隔幾藏則六味補腎即便生肝奈何奈何天地自然之序也又一變而爲人參補氣湯其義愈變化無窮眞游龍戲海之妙去澤瀉而加參芪术歸陳皮甘草五味門冬參芪术陳又如何合得六味夫白术之與六味其化相反焉得合之曰從合生脈來生脈中無白术且何以知其必從此來耶則有自然相通之義借茯苓以合五味異功之妙止一茯苓何以即是異攻用當歸黃芪以合養血之奇其不用澤瀉者蓋爲發熱作渴小便不調則無再渴之理理無再渴便當急生云生脈則非生小便也生脈之所由來既當生脈異功之可以轉入

也且水生高原氣化能出肺氣將敗故作渴不調此所以
急去澤瀉而生金滋水復崇土以生金其苦心可不知哉枉勞苦心又一變而爲加味地黃丸又名抑陰地黃丸陰如何放肆而必欲抑之加生地柴胡五味復等其分愈出愈奇矣柴胡從逍
遙來生地從固本來五味仍合都氣一方自是一方一藥自是一藥除兩方合併名曰偶方之外絕無可以牽連之道乃必指方中某藥從某方來則六味之中熟地從何方來萸肉從何方來耶
其曰耳內痒痛或眼昏痰喘或熱渴便澀而總爲肝腎陰
虛則知其陰虛半由火鬱而致也柴胡以疎之鬱火非生
地不能凉用五味仍瀉下以補金補金以生水也曰抑陰

非疎不可疎之所以抑之生地涼血便有瀉義瀉之所以抑之也生地又是瀉陰之藥非但前後背謬更是千古怪談又一變而爲九味地黃丸以赤茯苓換白茯苓加川楝子當歸史君子川芎此更怪之怪者史君子治小兒疳蟲疳蟲俱在腸胃之中若同六味入腎將疳蟲已入腎耶又川芎乃升提之品將提六味於何處耶抑欲令川芎亦入腎也盡是直瀉厥陰風木之藥仍是肝腎同治之法緣諸疳必有蟲皆風木之所化所有可伐之理但伐其子則傷其母故用六味以補其母去澤瀉者腎不宜再洩也趙氏則以爲六味加減法須嚴其善用六味雖薛氏啓其悟端而以上變化縣未透其根底故盡廢而不能用

見其能合當歸柴胡而去芍藥則反用芍藥爲瀉肝益腎此則其聰明也乃謂白术與六味水土相反人參脾藥不入腎（此二句乃趙氏一隙之明但不知柴胡又何以可合六味耳）其論亦高簡嚴密然細參薛氏畢竟趙氏拘淺薛氏諸變法似乎寬活然其實嚴密學者當善悟其妙（薛氏諸加減法昏憒已極趙氏之不肯從之亦非必能知其謬也其意蓋以爲六味一方不必多用加減之法而已兼病不治耳然其以薛之加減爲未當不可謂其無一隙之明乃呂氏又不以爲然而轉崇薛氏則其昏憒更甚於趙矣○古人製方之法有上下大小燥濕寒熱緩急補瀉內外升降氣血陰陽輕重奇偶種種不同絲毫不可假借其間亦有並用之法然必其經絡相通雖相反而實相濟又必先聖方中曾有合用者乃可加入否則即爲杜撰其云從某方某方來更屬可笑夫一藥乃萬方所共安見此味必根於

某方如有人作文自註云此也字從某書來此者字從某文來豈不令人噴飯耶呂氏述其說而稱之我不慨薛氏而慨呂氏矣而以意通之大旨以肝腎爲主而旁救脾肺則安此君相二火不必提起而自然帖伏矣亂道一篇到底是說何病糊塗至此其心殆如糞土矣

八味丸說

君子觀象於坎而知腎中具有水火之道焉夫一陽居於二陰爲坎此人生與天地相似也今人入房盛而陽事易舉者陰虛火動也陽事先痿者命門火衰也真水竭則隆冬不寒真火息則盛夏不熱素問調經論云陽虛則外寒陰虛則內熱陽盛生外熱陰

盛生内寒蓋陰陽或偏則畏寒畏熱此之謂病若隆冬不寒盛夏不熱則是陰陽充足之候去天神不遠矣豈反是眞水眞火已竭爲將死之人乎是方也熟地山萸丹皮澤瀉山藥茯苓皆濡潤之品澤瀉茯苓丹皮俱不得爲潤藥所以能壯水之主肉桂附子辛潤之物能於水中補火所以益火之原水火得其養則腎氣復其天矣益火之原以消陰翳即此方也蓋益脾胃熟地萸肉並不能益脾胃而培萬物之母其利溥矣

相火龍雷論

火有人火有相火人火者所謂燎原之火也遇草而爇得木而燔可以濕伏可以水滅可以直折黄連之屬可以制

之相火者龍火也雷火也得濕則焫遇水則燔不知其性而以水折之以濕攻之適足以光焰燭天物窮方止矣識其性者以火逐之則焰灼自消炎光撲滅今人率以黃柏治相火是水滅濕伏龍雷之火愈發矣龍雷之火每當濃陰驟雨之時火焰愈熾或燒燬房屋或擊碎水石其勢誠不可抗惟太陽一照火自消滅此得水則熾得火則滅之一驗也桂附引火歸原引之下達耳是補龍雷之火非滅之也不顧文理專以大言惑愚人耳

陰虛發熱論

世間發熱類傷寒者數種至於勞心好色內傷眞陰眞陰

旣傷則陽無所附故亦發熱其人必面赤煩躁口渴引飲骨痛脈數而大或尺數而無力者是也惟丹溪發明補陰之說以四物湯加黃柏知母此用血藥以補血之不足者也世襲相因屢用不效何耶蓋因陰字認不眞誤以血爲陰耳當作腎中之眞陰卽先天也內經曰諸寒之而熱者取之陰諸熱之而寒者取之陽所謂求其屬也王太僕先生註云大寒而盛熱之不熱是無火也大熱而盛寒之不寒是無水也又云倏忽往來時發時止是無火也晝見夜伏夜見晝止時節而動是無水也當求其屬而主之無火

者宜益火之原以消陰翳無水者宜壯水之主以鎮陽光必須六味八味二丸出入增減以補眞陰此又自造王太僕語而誤者諸寒之五句出素問至眞要大論王註言益火之源以消陰翳壯水之主以制陽光故曰求其屬也秖此五句是原文餘俱增出者註之意蓋謂熱病以寒藥治其熱熱宜自退乃熱仍在此不可以驅當於陰分增益其水以配火則陰盛而陽自伏不用消而用補所謂壯水之主也寒病以熱藥治其寒寒宜自已乃寒仍在此不可以驅當於陽分增益其火以配水則陽旺而陰自衰亦不用瀉而用補所謂益火之源也何等明白下文即接云但益心之陽寒亦通行強腎之陰熱之猶可明指心爲陽腎爲陰即經文司天運氣以心爲火腎爲水之說並不指腎中之陰陽也專指腎言已屬不倫又造出無數亂道且接出必須六味八味二丸一句似亦是王太僕之言何等荒唐自此說行人竟以益火之源二句鑿鑿指腎經言而六味八味眞王太僕以來不易之神方矣嗚呼豈不冤哉

慶用屢效

若有產後及大失血後陰血暴傷必大發熱亦名陰虛發熱此陰字正謂氣血之陰若以凉藥正治立死正所謂象白虎湯證悮服白虎湯必死當此之時偏不用四物湯有形之血不能速化幾希之氣所宜急固須用獨參湯或當歸補血湯使無形生出有形來血脫氣亦脫故急固其氣不使脫盡乃可用大補之劑非始終用參亦非一用參而不必服藥也若云生出非但緩不及事且全失用參之義矣此陽生陰長之妙用不可不知也或問曰子之論則詳矣氣虛血虛均是內傷何以辨之子曰悉乎子之問也蓋陰虛者面必赤無根之火戴於上也若是陽證火入於內面必不赤實熱

之證陽明火旺面固赤腎火上浮面亦赤何云陽證無面赤者其口渴者腎水乾枯引水自救也陽明證口渴最甚但口雖渴而舌必滑脈雖數而尺必無力甚者尺雖洪數而按之必不鼓此爲辨耳雖然若問其人曾服過凉藥脈亦有力而鼓指矣戴復菴云服凉藥而脈反加數者火鬱也宜升虛人敗證總無升法云宜溫則得矣宜補切忌寒凉犯之必死臨證更宜詳辨毫釐之差枉人性命慎哉

咳嗽論

外感風寒而咳嗽者今人率以麻黃枳殼紫蘇之類發散表邪謂從表而入者自表而出如果係形氣病氣俱實者

一汗而愈若形氣病氣稍虛者宜以補脾爲主治嗽正與補脾相反安見有外感咳嗽而用蒼朮等藥者而佐以解表之藥補脾中如何容得解表之藥宜立方之盡不通也何以故蓋肺主皮毛惟其虛也故湊理不密風邪易以入之若肺不虛邪何從而入耶然則竟不必問其何因一概大補可耶古人所以製參蘇飲中必有參人參本不爲補脾而設且感證亦非盡用參蘇飲也桂枝湯中有芍藥甘草解表中兼實脾也芍藥甘草並非爲補脾而設傷寒諸家註甚明且桂枝亦非治嗽方也脾實則肺金有養皮毛有衛已入之邪易以出邪已在內而補之則補邪矣世有賊未去而堅築墻垣以爲如此則賊易去者非至愚乎當改云已入之邪終身不出後來之邪無自而入矣若專以解表則肺氣益

虛勝理益疎外邪乘間而來者何時而已耶須以人參黄芪甘草以補脾兼桂枝以驅邪（此亦非咳嗽所宜用之品）此子謂不治肺而治脾虛則補其母之義也（此句不如此解蓋此乃隔二隔三之治以治藏邪久病則然若感冒乃風火之疾能待藏氣相生耶）

仁齋直指云肺出氣也腎納氣也肺爲氣之主腎爲氣之本凡咳嗽暴重動引百骸自覺氣從臍下逆奔而上者此腎虛不能收氣歸元當以地黄丸安腎丸主之（此亦當問其有邪無邪）母徒從事於肺此虛則補子之義也（補子未知何出余又有說焉五行之間惟肺腎二臟母盛而子宮受邪）（何以獨此二藏爲然且盛

則何以反受邪何則肺主氣肺有熱則氣得熱而上蒸不能下生於腎而腎受邪矣不生則僅不生而已邪從何來腎既受邪則肺益病此又何也蓋母藏子宮子隱母胎凡人肺金之氣夜臥則歸藏於腎水之中今因肺受心火之邪又增出心火來欲下避水中而腎水乾枯有火何以腎又有火無可容之地於是復上而病矣

是肺自病耶是邪病耶若是肺病肺氣歸肺不得爲病若是邪病則爾必欲肺之邪藏於腎而後爲不病乎

吐血論

問吐血多起於欬嗽欬嗽血者肺病也方家多以止嗽藥治肺兼治血而不效何也曰諸書雖分咳血嗽血出於肺

咯血唾血出於腎余謂咳嗽咯唾皆出腎蓋腎脈入肺循喉嚨挾舌本其支者從肺出絡心注胸中故二臟相連病則俱病而其根在腎吐血五藏皆有獨肺爲多偏要說皆腎病無肺病講論病源爲瘖世而設每語必與古人相戻誠何心也○謂腎病必關於肺則可下焦之血必由咳吐出也謂肺病必關於腎則不可上焦之血不必從腰脊過也其所以專指爲腎者不過欲獨用六味八味嗟乎六味八味兩藥方耳不知與趙氏何恩每病非此不治即使與此病毫無干涉必先將此病牽到腎經然後用此二方其或斷斷不可牽者則以眞陰眞陽太極樞之夫陰陽太極則處處可假借者於是二方不可須臾離矣故吾謂醫貫者亡明之妖書也

褚氏遺書津液論云天地定位水位乎中人肖天地亦有水焉在上爲痰在下爲水遺書云在下爲精今改爲水與上文亦有水焉句如何接上伏皮爲

血從毛竅中出爲汗可見痰也水也血也一物也此又失褚氏之意者諸氏明人身上下皆有水並非謂四者卽一物也其動輒誣古人如此血之帶痰而出者乃腎水挾相火炎上也既是一物則指爲痰帶痰而出亦可耶惟六味地黃丸獨補腎水如有咳嗽等疾及肺氣未清者亦禁用無此等則未嘗不可用也性不寒涼不損脾胃久服則水升火降而愈又須用人參救肺肺氣上逆咳嗽者禁用補胃藥收功使金能生水蓋滋其上原也

喘論

經云諸喘皆屬於上又云諸逆衝上皆屬於火故河間叙喘病在於熱條下華佗云肺氣盛爲喘活人書云氣有餘

則喘後世集證類方不過遵此而已獨王海藏辨云氣盛當作氣衰有餘當認作不足肺氣果盛與有餘則清肅下行豈復爲喘以其火入於肺炎爍真陰衰與不足而爲喘焉盛衰二字誤解不得經云邪氣盛則實精氣奪則虛故凡言盛者皆指邪氣凡言虛者皆指精氣然盛虛有二種有外感及別藏之氣來乘而盛者有本經之氣血結聚而盛者有外感及別藏之邪消伐而虛者有本經之氣血衰少而虛者病情不同治法亦異嗟乎盛衰二字所言盛極淺極易而醫者聚訟紛紜千古夢夢可勝長嘆與有餘者非肺之氣也肺中之火也此何勞辨即如腎有餘豈指精多肝有餘豈指血多耶至言肺中之火又屬一偏六淫之氣皆爲有餘何但火哉海藏之辨超出前人發千古之精奥惜乎起其端未竟其火之所由來愚謂火

之有餘水之不足也此專爲要用六味然外來之火不必盡水之不足也陽之有餘陰之不足也凡諸逆衝上之火皆下焦衝任相火出於肝腎者也故曰衝逆腎水虛衰相火偏勝壯火食氣銷鑠肺金烏得而不喘焉內經云腎者主水主臥與喘也喘何嘗不屬腎舍此明證反引支離之說愈無頭腦但喘雖屬腎而因各不同治法亦異非六味一方所能盡耳須用六味地黃加門冬五味大劑煎飲以壯水之主如上焦未清痰涎湧結服此非惟不能下達且氣逆涎升終無愈期矣則水升火降而喘自定矣蓋緣陰水虛故有火有火則有痰有痰則咳嗽咳嗽之甚則喘謂凡喘證只此陰虛一病六味一方豈不孟浪當與前陰虛相火論參看

喉咽痛論

喉與咽乃一身之緊關橐籥也經曰足少陰所生病者口渴舌乾咽腫上氣嗌乾及痛素問云邪客於足少陰之絡令人咽痛不可納食又曰足少陰之絡循喉嚨通舌本凡喉痛者皆少陰之病（此又亂道靈素手足太陰足厥陰少陽足陽明手少陽少陰諸經皆有喉咽之證今皆抹殺專指爲腎經之疾然後可獨用六味八味眞苦心也）但有寒熱虛實之分少陰之火如奔馬逆衝到咽喉緊鎖處氣鬱結而不得舒故或腫或痛也其證必內熱口乾面赤痰涎湧上其尺脈必數而無力蓋緣腎水虧損（亦有實火者）相火無制而然須用

六味地黃門冬五味大劑作湯服之喉痛之挾風火者十居八九即以滋膩酸斂之藥投之百不一生如辛酉壬戌之間咽喉痛者十人而五不但服溫燥之藥者立斃即清涼之藥而少加重濁者尚且不救余治以百數皆以辛寒清淡疎散之藥不失一人若依此方無一活者矣又有色慾過度元陽虧損無根之火遊行無制客於咽喉者須八味腎氣丸若遇陽明有火者不立斃乎大劑煎湯氷冷與飲使引火歸原庶幾可救此論陰虛咽痛治法如此正諸氏所謂上病療下也人之喉咽如曲突曲突火炎若以水自上灌下突爆裂矣如曲突之火已熾炎及屋宇安得不以水沃乎惟竈床下以盆水映之上炎即熄此上病療下之一驗也

有急喉痺者其聲如鼾痰如拽鋸此爲肺絶之候此乃氣上脱之證宜入類中風條非急喉痺急喉痺乃風火之證耳不得誤引且果係喉痺人參薑汁豈不立殆耶速宜人參膏用薑汁竹瀝放開服如未得膏先煎獨參湯救之服早十全七八次則十全四五遲則不救

眼目論

經曰五臟六腑之精皆上注於目而爲之精腎藏精故治目者以腎爲主明明說爲之精則即眼之精矣明明說五臟六腑之精則五臟六腑各有精矣若指腎藏精之精即是此精將目中之脂膏盡在腎中耶目雖肝之竅子母相生腎肝同一治也併肝腎爲一總要專用六味一方耳

又有陽虛不能抗陰者若因飲食失節勞役過度脾胃虛弱下陷於腎肝濁陰不能下降清陽不能上升天明則日月不明邪害空竅令人耳目不明夫五臟六腑之精皆稟受於脾土而上貫於目此精字乃飲食所化之精非天一之元精也內經明云五臟六腑之精皆上注於目而爲之精又云目者五臟六腑之精也營衛魂魄之所常營也神氣之所生也其鑿鑿如此偏要說是脾土飲食所化之精反經背道已極至稟受脾土二句又是假造經文

用東垣益氣聰明湯

張子和云目不因火則不病白輪病赤火乘肺也肉輪赤腫火乘脾也黑水神光被翳火乘肝與脾也赤脈貫目火

自甚也能治火者一句可了亦一偏之見六淫之邪皆能傷目也但子和一味寒涼治火余獨補水以配火亦一句可了若係邪火豈補水所能化至於六淫七情錯雜諸證詳倪仲賢原機啓微此書甚好而薛立齋又爲之參補深明壯水之主益火之原甚有益於治目者也若係六淫則壯水之六味益火之八味何可用耶

口瘡論

口瘡上焦實熱中焦虛寒下焦陰火中焦何以必定虛寒豈無脾胃實火者下焦何以必定陰火豈無虛寒而逼陽於上者各經傳變所致當分别而治之如發熱作渴飲冷此實熱也輕則用補中益氣實熱反用升補重則

用六君子湯實熱而至發熱作渴反用參朮橘半是何肺腸飲食少思大便不實此中氣虛也亦有邪火作瀉者用人參理中湯大熱大補之藥用於口瘡之證其不變爲危險者亦鮮矣手足逆冷肚腹作痛此中氣虛寒用附子理中湯此是口瘡兼證或是口瘡本證兼證者因口瘡誤治釀成此等敗證也本證者本有虛寒之證遏火而成瘡也此則不治瘡而治本不可以此爲治口瘡之方也且口瘡治法多端豈寒熱虛實四字所能盡晡熱內熱不時而熱此血虛也用八物加丹皮五味麥冬發熱豈宜用五味發熱作渴唾痰小便頻數此腎水虛也用八味丸作渴吐痰何得用八味且小便數亦不盡屬虛寒也日晡發熱或從少腹起陰虛也用四物參朮五味麥冬不應用加減八味丸口瘡而日晡發熱則屬陽明矣以下兩方

皆不合且四物湯加入參术雜亂無章非治口瘡之法又不應而忽改作八味丸則是以人試藥矣○按不應二字出之薛氏醫案薛氏治病每云某病余投某藥不應又改某藥又不應乃曰然則非此病矣又換某藥數十劑而愈如此極多明明是以藥試病矣幸而天命未絕能待換方而愈豈無不應之時不及換方而死且再換一方仍不應而致死者豈少哉蓋能鑿鑿審爲何病猶恐藥力不至不能有功況全然相反以藥試之耶醫案俚鄙庸陋遊移恍惚至薛而極後人猶奉爲模範何愚之甚也

或問虛寒何以能生口瘡而反用附子理中耶蓋因胃虛穀少則所勝者腎水之氣寒亦何必腎水之氣或因他藏或因本藏上盛則下虛上熱則下寒無一定也逆而承之反爲寒中脾胃衰虛之火被迫炎上作爲口瘡經曰歲金不及炎火乃行復則寒雨暴至陰厥乃格陽反上行民病口瘡是也故用

參朮甘草補其土薑附散其寒既成瘡則火已凝結不先散解降納而惟峻補助火安有不危者乎則火得所助接引而退舍矣

消渴論

消渴之疾余有一說焉人之水火得其平氣血得其養何消之有其間攝養失宜水火偏勝津液枯槁以致龍雷之火上炎熬煎既久腸胃合消五臟乾燥令人四肢瘦削精神倦怠故治消之法無分上中下先治腎爲急內經云心移熱於肺傳爲鬲消大腸移熱於胃善食而瘦謂之食亦則上中二消明明是心與大腸之火與腎無干反盡從腎治耶況腎火上衝之證往往不甚渴卽渴亦不能多飲蓋腎中之火既上則下焦之陽衰陽衰則陰盛水爲陰屬故不能多飲

也凡辨陰火實火之法俱視此奈何欲用二方遂不及詳察耶惟六味八味及加減八味丸隨證而服降其心火滋其腎水則渴自止矣

或問曰下消無水用六味丸以滋少陰腎水矣又加附子肉桂者何蓋因命門火衰不能蒸腐水穀水穀之氣不能薰蒸上潤乎肺如釜底無薪鍋蓋乾燥故渴至於肺亦無所稟不能四布水精並行五經其所飲之水未經火化直入膀胱正謂飲一升溺一升飲一斗溺一斗此是下消之證與肺又無涉試嘗其味甘而不鹹可知矣故用桂附之辛熱壯其少陰之火竈底加薪枯籠蒸溽稿禾得雨生意維新惟明者

知之昧者鮮不以爲迂也昔漢武帝病渴張仲景爲處此方仲景是漢獻帝時人與武帝相去二百餘年明明可考乃造出此語何耶趙氏所談無往非夢而此則又夢之最不經者至聖玄關今猶可想八味丸誠良方也瘡疽痊後及將痊口渴甚者舌黃堅硬者及未患先渴或心煩燥渴小便頻數或白濁陰痿飲食少思肌膚消瘦及腿腫腳軟口齒生瘡服之無不效經云諸痛癢瘡皆屬於火又云水液渾濁皆屬於熱況經大洩膿血之後陰血大傷作渴煩躁孤陽欲越乃反以辛熱逐水之藥速之死譬何深也

氣虛中滿論

中滿者證與鼓脹水腫無異何故屬之氣虛請得明言之

否曰氣虛者腎中之火氣虛也如此該腎自病矣中滿者中空似鼓虛滿而非實滿也大略皆脾腎兩虛所致故治腫者先以脾土爲主須補中益氣湯或六君子湯溫補之水未去而補之則補其水矣俾脾土旺則能散精於肺通調水道下輸膀胱水精四布五經並行矣或者疑謂喘脹水滿而又加純補之劑恐益脹滿必須補藥中加行氣利水之品方妙此說深似得病情終非大方家體治病而講體統無恥已甚蓋肺氣既虛不可復行其氣腎水已衰不可復利其水利邪水正所以衛正水猶之驅邪氣正所以保正氣豈幷腎精而亦利之耶純補之劑初時似覺不快過時藥力得

行漸有條理矣

至於補腎以治腫其說難明蓋禹之治水行其所無事也若一事疏鑿則失之矣當時禹亦何嘗不濬川鑿河哉據爾云必須補腎則禹當日祇日益水之源可矣今人之治腎水者牽牛大戟粗工之小智正禹之所惡也間有用五苓五皮者以爲中正亦轉利轉虛腎氣愈衰而愈不能推送矣故須用補腎經曰腎開竅於二陰腎氣化則二陰通二陰閉則胃膹脹故曰腎者胃之關關門不利故水聚而從其類也可知要利關門不是要補關門也引來卻正與爾相左又曰腎主下焦三焦者決瀆之官水道出焉可知以決膀胱爲主

胱者州都之官津液藏焉必待三焦之火化始能出也改內經文氣化二字爲火化意在八味也孰知換此一字其弊遂百出乎經曰三焦病者氣滿小腹尤堅不得小便溢則水留而爲脹曰溢曰水留尚專於用補耶惟張仲景製金匱腎氣丸補而不滯通而不泄誠治腫之神方薛立齋屢用屢效詳載醫案余依其案試之甚驗故詳著焉世有患此幸無誕之乎

金匱腎氣丸　白茯苓　附子　牛膝　肉桂　澤瀉　一

車前子　山藥　山萸　丹皮　熟地

中滿之病原於腎中之火氣虛不能行水此方內八味丸

爲主以補腎中之火八味爲利水之劑說見前山藥茯苓澤瀉俱制土驅濕之藥而水爲陰類故以附子溫之肉桂通之惟生地萸肉爲能滋潤以保腎陰然初起猶不即用須略加通利之後始用之而效此仲景製方之義也知腎氣丸爲治水之藥即可知非全補真陽太極之藥若以此方治盡天下之病則是舉天下之病皆以治水腫之法治之矣思之能不自笑耶則三焦有所稟命浩然之氣塞乎天地不必作如此大帽子腎氣不虛而能行水矣內有附子肉桂辛熱之品熱則流通又火能生土土實而能制水矣又有牛膝車前二味最爲切當方見金匱要略故名金匱腎氣丸金匱並無車前牛膝乃後人所加亦後人所名也又有一等純是陰虛者下一純字專爲要用六味而病情又失矣其證腹大臍

腫腰痛兩足先腫小水短澀喘嗽有痰不得臥甚至頭面皆腫或面赤口渴但其人飲食知味大便反燥醫見形腫氣喘水證標本之疾雜用利水之藥而益甚不知陰虛三焦之火旺與衝脈之屬火者同逆而上由是水從火溢水火不能相合豈有水反從火溢者即有之亦宜引火達下不得用純陰藥也上積於肺而嗽甚則為喘呼不能臥散聚於陰絡而為跗腫隨五臟之虛者入而聚之為五臟之脹皆相火泛濫其水而生病也五臟之脹皆屬於火從無此論。腫脹用八味固是正治用六味則無此理矣蓋水勢橫逆得純陰之品則陰氣益壯且無辛芳之藥則水道必不能開但或遇陰虛之人則用藥忌太燥熱耳此人治病六味八味不可缺一此論用八味而遺六味則眞陰又無著落所以幻出陰虛一種則六味仍不可缺六味有知亦感此周旋之德否以六味地黄加麥冬五味大劑服之滋之不足尚欲斂之不殺不休親試有驗故錄

噎膈論

內經曰三陽結謂之膈三陽者大腸小腸膀胱也太陽為三陽陽明為二陽少陽為一陽此處三陽舊註指手太陽小腸足太陽膀胱言乃增出大腸來蓋誤以三陽為三陽經也結結熱也大腸主津小腸主液大腸熱結則津涸小腸熱結則液燥膀胱為州都之官津液藏焉膀胱熱結則津液竭然而三陽何以致結熱皆腎之病也然則內經何以不云少陰結謂之膈蓋腎主五液又腎主大小便腎與膀胱為一臟一腑腎水

既乾陽火偏盛熬煎津液三陽熱結則前後閉濇下既不通必反干上直犯清道上冲吸門喉咽所以噎食不下也何爲水飲可入食物難下蓋食入於陰長氣於陽豈有食未下咽之時陽氣已長之理乎反引動胃口之火故難入水者陰類也同氣相投故可入水自然比食易下不必過高其說若胸中有痰飲者則食易下而水反難下矣口吐白沫者所飲之水沸而上騰也既同氣相投何以又沸糞如羊矢者食入者少渣滓消盡腸亦乾小而不寬大也本係腸枯非因食少王太僕云食入即出是無水也食久反出是無火也無水者壯水之主無火者益火之原王太僕只有寒之不寒是無水也數語今改作治翻胃法

以湊上六味八味二方我想其作僞之心不知如何詭秘也直須以六味地黃丸料大劑煎飲久服可挽於十中之一二又須絕嗜慾遠房幃薄滋味可也若曰溫胃胃本不寒何以必定無寒若曰補胃胃本不虛此則又亂道矣爾論病必曰邪之所湊其氣必虛何獨此純虛之證反曰不虛耶若曰開鬱香燥之品開鬱亦不必專用香燥適以助火局方發揮已有明訓河間劉氏下以承氣鹹寒損胃津液愈竭無如補陰此證多痰涎凝閉當補陰者絕少焰光自滅

夢遺幷精滑論

治以腎肝爲主經曰陰陽之要陽密乃固陽强不能密陰

氣乃絶陰平陽秘精神乃治陰陽離決精氣乃絶夫所謂陽强者乃肝腎所寄之相火强也所謂陰絶者乃腎中所藏之真陰絶也腎爲陰主藏精肝爲陽主疏泄（惟此處疏泄不係肝也）是故腎之陰虛則精不藏肝之陽强則火不秘（明明是腎中相火偏要說是肝火凡肝火動者必上升而易怒今人每入房之時必火升而大怒耶）以不秘之火加臨不藏之精有不夢夢卽泄矣薛立齋專用六味地黃以補腎而治夢遺屢效縱有相火水能滋木水升而木火自息矣倘有脾胃不足濕熱下流者以前丸爲主煎服補中益氣湯以升提之（此又怪異之極者濕熱如何提得且既已有濕又屬脾胃亦何可用六味也）

論補中益氣湯

補中益氣湯　黃芪　當歸　人參　炙甘草　陳皮
升麻　柴胡　白术

或問曰古今稱補中益氣湯爲萬世無窮之利其義云何曰此發前人所未發繼仲景不偏河間而立意義深遠也世人一見發熱便以爲外感風寒暑濕之邪非發散邪從何出又不能灼見風寒暑濕對證施治乃通用解表之劑雜然並進因致斃者多矣東垣深痛其害創立此方以爲邪之所湊其氣必虛內傷者多外感者間或有之辨在前立此方以治

內傷而兼外感者何等平常必云天下竟無外感之病則亂道矣此人每舉一方必要說此方能治盡天下之病不必更用別方是何等肺腸縱有外邪邪亦是乘虛而入但補其中益其氣而邪自退不必攻邪（將歷占治病之方一齊刪卻）攻則虛者愈虛而危亡隨其後矣（攻邪不是攻正何以虛者愈虛）倘有外感而內傷不甚者即於本方中酌加對證之藥而外邪自退所謂仁義之師無敵於天下也（仁義之師亦非竟不用兵刃也）

或問曰余見先生動輒以先天後天立論余攷之易中先天後天之圖乾南坤北離東坎西等卦位於醫中甚無所合而先生屢言之不已其義云何曰怪乎子之問也余所

謂先天者指一點無形之火氣也以火氣爲先天其玄妙如此後天者指有形之體自藏府及血肉皮膚與夫涕唾津液皆是也既曰先天此時天尚未生何况有乾南坤北八卦對待之圖乎先天在天天未生之前却不知到在人腹中專恃八味養之豈非夢境曰然則伏羲此圖何爲而設也余曰此非先天之圖乃中天八卦之圖歷古無中天之圖造出此名以遷就自已亂道此等直是無人心者天位乎上地位乎下日出乎東水源乎西以水對日亦是怪論風雨在天上山雷在地下人與萬物位乎中予嘗見誰不見鄧子排列如此有先天八卦數其當今所用者止一文王後天圖誰用此出乎震齊乎巽相見

乎離致役乎坤悅言乎兌戰乎乾勞乎坎成乎艮以春秋晝夜十二時相配因以定陰陽決生死推而天文地理星相醫卜無一不以此圖爲則至於先天者無形可見前圖何以無形可見後天圖之有形可見在何處種種欺人胡說卽易中帝出乎震之帝神也者妙萬物而爲言之神是也此二句非是文王後天圖之語又與上文先天圖說不合帝與神卽予先天要論中所稱眞君眞主本係無形何以反出在後天圖說內不得已而强立此名以爲主宰先天之體以爲流行後天之用東垣先生獨會其宗而以補中益氣方中用柴胡升麻者正以升發先天之氣於脾土之中先天之氣前要用六

味八味則云在腎中此要用補中益氣則云在脾土中況先天之氣立於天尚未生之前獨升麻柴胡足以左之右之眞乾坤在手之神技也直萬世無窮之利余所以諄諄爲言也若飲食失節寒溫不適脾胃乃傷喜怒憂恐損耗元氣脾胃氣衰元氣不足而火獨盛火者陰火也起於下焦元氣之賊也壯火食氣少火生氣火與元氣不兩立必要將火滅盡元氣方存豈非胡說一勝則一負脾胃氣虛則下流肝腎名曰重強何以虛則反下流且流去是何物內經重強二字亦不如此講經云脾脈太過則令人四肢不舉其不及則令人九竅不通名曰重強此乃指脾之病脈言脈病則五臟皆不和順也何嘗指下流肝腎耶陰火得乘其土位故脾證始得則氣高而喘身熱而煩脈洪大而頭痛或渴不

止其皮膚不任風寒而生寒熱又雜外感之證蓋脾胃之氣下流使穀氣不得升浮是春生之令不行句句不連貫皆學舌語也則無陽以護其營衛衛即衛身之陽氣也如何反要脾胃之氣爲衛遂不任風寒而生寒熱此皆脾胃之氣不足所致也

傷寒發熱拂拂如羽毛之熱熱在皮毛三陽俱有壯熱之證若陽明則熱在肌膚爲尤劇如何皆只微熱內傷者肌體壯熱捫之烙手內傷雖熱總不如外感之甚如何反以爲極熱右手氣口脈大於左手人迎三倍此又亂道脈大三倍是關格之脈危證矣豈內傷乎其氣口脈急大而數時一代而濇代脈亦是危證安得內傷即現此脈且脈亦不可派定也濇是肺之本脈代是氣不相接乃脾胃

不足之脈大是洪大洪大而數乃心脈刑肺急是弦急乃肝木挾心火克肺金也其右關脈屬脾比五脈獨大而數數中時顯一代此不甚勞役是飲食不時寒温失所又何以鑿鑿派定如此胃脈損弱隱而不見惟內顯脾脈如此以上語語不接說內傷肺又俱說肺金受尅絕無頭緒若外傷則人迎脈大於氣口也

或問曰丹溪云東南之人陽氣易以升不可服補中益氣湯當今江以南之人果盡不當服乎曰東南指人之臟腑而言也何不云東南之臟不可服補中益氣湯耶然則肺腎謂之西北人矣作此語者其臟腑殆無人氣其人上盛者必下虛其腎氣大虛矣急須塡補北方先天

之元氣爲要總而言之先天後天不得截然兩分上焦元氣不足者下陷於腎中也（元氣本不在上焦即使上焦亦有元氣如何陷入腎中）當取之至陰之下下焦眞陰不足者飛越於上部也（陰氣如何能飛越）焉可不引而歸原耶（引陰歸原從未前聞）是以補中益氣湯與腎氣丸並用（即前怪法）朝服補陽暮服補陰互相培養

傷飲食論

大凡元氣完固之人多食不傷過時不飢若夫先因本氣不足致令飲食有傷矣尅削之藥一用飲食雖消但脾既已受傷而復經此一翻消化愈虛其虛明後日食復不化

猶謂前藥已效藥力欠多湯丸並進展轉相害羸瘦日增良可悲哉（消化之藥原不教人長服也）余痛此弊因申言之凡太平丸保和丸肥兒丸之類其名雖美俱不敢用蓋名之美者其藥必惡（然則陷胸抵當等名皆大補之劑而天真大造等方皆傷生之藥耶）故以美名加之以欺人耳目非大方家可用也（古人立此名專爲欺人而設不知古人與後世何讐欲騙人入其个中耶大方家以其名之美不可用然則大方家所用皆惡名之方耶）夫有醫術有醫道術可暫行一時道可流傳千古（道中無術術中無道瀉藥是術補藥是道一時之人不妨瀉千古之人必須補不知其心何若而能作此不通之談）有古方有今方有聖方有俗方余以爲今人不及古人不敢自立一方（六味八味二方已足）

用原不必更立方也若脾胃惟東垣爲聖選而用之以調中益氣補中益氣二方出入增減眞知其寒物傷也本方中加熱藥如薑桂之類熱物傷也加黃連之類眞知有肉食傷也加山查數粒酒食傷也加葛花一味隨證調理二方誠有用處然謂必要二方加減則迂談矣此東垣之法方士之繩墨也然以寒治熱而熱不去以熱治寒而寒不除奈何經曰寒之不寒是無水也熱之不熱是無火也壯水之主益火之原此東垣之未及也治脾胃原不專講寒熱蓋飲食勞倦所謂不內外因與壯水益火何涉蓋一時偶不及說到六味八味忽然記起遂著此二語耳如有食塡太陰名曰食厥者上部有脈下部無

脈不吐則死此語出難經謂上部有脈下部無脈者若其人有吐病則不死蓋吐則氣逆上湧所以下部暫時無脈吐定之後氣平而脈自復非謂無脈之人必令其吐也又並非指食厥而言況食厥證又未必下部無脈者句句皆誤急以陰陽鹽湯採吐其物即愈如有食積腸腹絞痛手不可按者不得不下食未消化如何即下審知其爲寒積必用巴豆感應丸何不用八味加下藥審知其爲熱積必用大黃承氣湯何不用六味加下藥下之不當死生立判慎之哉

人身水火原自均平偏者病也火偏多者補水配火不必去火水偏多者補火配水不必去水凡人身水火有虛實二種實火者外來之邪火與臟腑偏盛之火也虛火者陰氣衰少而火覺有餘也惟水亦然若陰氣並未虧而外來實火及臟中浮火自

肚亦補陰以配之將配到幾千百分而後平此耶宜其治傷寒陽明壯熱等疾皆用六味也譬之天平此重卽彼輕一邊重者只補足輕之一邊決不鑿去馬子盡馬子一定之數今人欲瀉水降火者鑿馬子者也據爾亦知馬子一定若一頭物重必要增馬子耶

或曰正當胸膈飽悶之時數日粒米不下陳皮枳殼木香烏藥曰夜吞咽尚且不通復可補乎曰此正因初先不知補益擅用發散剋伐太過虛痞之病也經曰下文經語皆是自造無忌憚已極想彼料天下人斷無看內經者故耳下焦虛之中焦痞滿欲治其虛則中滿愈甚欲消其痞則下焦愈乏庸醫值此難以措手疏

啓其中峻補其下少用則邪壅於上多用則峻補於下所謂塞因塞用者也善用者能以人參一兩或七八錢少加升麻一錢反用升提且二味亦不成方大劑一服卽愈此內經之妙用內經何嘗有此方不可不知也

中暑傷暑論

中暑者面垢自汗口燥悶倒昏不知人背冷手足微冷或吐或瀉或喘或滿是也當是時切勿便與冷水或臥冷地如行路暍死者卽置日中熱地上以小便溺熱土上取熱土罨病人臍上急以二氣丹同蘇合香丸湯調灌下如無

二氣丹研蒜水灌之亦可蓋中傷暑毒外陽內陰諸暑藥多用暖劑如大順散之用薑桂枇杷葉散之用丁香蒜亦辛熱之物又蒜氣臭烈能通諸竅也中暑用熱又是暑中之一證千不得一或因好涼太過或其人本屬虛極或因暑邪入中汗出太過陽越於外古方仍有用辛熱者然必審其沉寒之脈證全具方可一用乃以爲暑證盡然則殺人如麻矣此人凡論一病必以此病中之極少者立論真可恨也

傷暑而苦頭痛發躁惡熱捫之飢膚大熱必大渴引飲汗大泄齒燥無氣以動乃爲暑傷氣蒼朮白虎主之有暑而無濕者蒼朮亦不可用若人元氣不足用前藥不應惟清暑益氣湯或補中益氣湯爲當自汗多而氣上反用升柴熱氣未清反用參朮與爾何仇必欲殺之大抵夏

月陽氣浮於外（爾亦知陽浮何以用升柴也）陰氣伏於內若人飲食勞倦內傷中氣或酷暑勞役外傷陽氣者多患之法當調補元氣爲主（暑氣未清而補即補暑矣夏月服補而卒死者我見亦多矣皆此等邪說殺之也）而佐以解暑若陰寒之證用大順散桂附大辛熱之藥此內經舍時從證之良法（內經何嘗有此議論）不可不知

清暑益氣湯　黃芪　蒼术　升麻　人參　白术　陳皮　神麯　澤瀉　甘草　黃柏　葛根　青皮　當歸　麥冬　五味（雜出不倫古人製方之義至此而盡醫道之一厄也）

白虎湯　石膏　知母　甘草　人參　糯米（此是白虎加人參湯）

不得祇名白虎湯此方是暑月熱病發熱之正方白虎湯仲景治傷寒汗後裏熱等證加人參名人參白虎湯治汗後表解大渴之證金匱亦借以治太陽中暍之證乃隨手錄一方而有數誤焉非治暑正方一也以白虎加人參湯指爲白虎湯二也以粳米改糯米三也以爲祇夏月可用餘月不可用四也其每動必誤如此

濕論

東垣曰治濕不利小便非其治也又曰在下者引而竭之聖人之言雖布在方策其不盡者可以意求耳夫濕淫從外而入裏若用淡滲之劑是降之又降乃復益其陰而重竭其陽利濕如何是益陰竭陽豈濕氣是陽耶則陽氣愈消而精神愈短矣

是陰重強陽重衰反助其邪之謂也濕而利之是助何邪故用升陽風藥即瘥以羌活獨活柴胡升麻各一錢水煎熱服四味風藥亦不成方大法云濕淫所勝助風以平之又假造內經經云濕淫所勝平以苦熱佐以酸辛以苦燥之以淡泄之正上文淡滲利水之義乃捏出此怪語是何肺腸又曰下者舉之下者舉之爲正氣下陷則提之非欲舉濕也得陽氣升騰而愈矣又曰客者除之是因曲而爲之直也利水即是除客反要提在上焦將何以除之耶曲直二字亦糊塗夫聖人之法可以類推是舉一而知百也有脚氣類傷寒者發熱惡寒必脚脛間腫痛俱從濕治脚氣大段因濕爲多然治法亦不一也有濕熱發黃者當從鬱治凡濕熱之物不鬱則不黃禁用

茵陳五苓散茵陳五苓治濕之正方也凡古人相傳治病正方猶之飢者之食五穀一定不易其以肴蔬下之則加減法也或米或麥之不同則審用法也更或五果五菜之單食則變通法也若謂古方不可用則猶云凡飢者禁食五穀服者十不一生也嗟乎是尚得為人言哉凡見用茵陳五苓散者十不一生仲景殺過幾人當用逍遙散方見鬱論

予一日患陰丸一个腫如鴨卵發熱以濕熱證治之不效細思之數日前從定海小船回有濕布風帆在坐下比上岸始覺以意逆之此感寒濕在腎丸也乃用六味地黃加柴胡吳茱萸肉桂各一錢獨活五分知其為濕仍必用六味又必柴胡此理莫解至服此而病倖愈者蓋一時輕疾得茱萸肉桂獨活等辛散之藥自然六味不能為害耳一服熱退再

服腫消後有患偏墜者此方多效

瘧論

或問曰經云夏傷於暑秋必病瘧前人雖備言之旨殊未暢盡明示諸曰不發於夏而發於秋此亢則害承乃制子來救母之義（內經瘧論言之甚詳不容再贅一語偏要扯出六節氣位亢害承制之論以欺人又全然不曉其義豈不汗顏）蓋暑令當權君火用事肺金必受傷犯火位之下水氣承之腎水為肺之子因母受火傷子來承之（如此則瘧乃肺病而寒熱則心腎交戰之病也亂道無理一至於此）以制火救母於是水火相戰陰陽交爭大勝則大復小勝則小復此陰陽勝復之常理

瘧之所由作也。然而有病有不病者，蓋邪之所湊，其氣必虛，故其人元氣不固者，暑邪得以承之，所以治瘧以扶元氣爲主。瘧邪方熾，如何扶元？且爾所謂扶元，必是六味助了腎水以滅君火，火氣從此大敗，其人遂終冷不熱，奈何奈何！發在夏至後處暑前者，此三陽受病，傷之淺者，近而暴也。發在處暑後冬至前者，此三陰受病，陰陽受病之故，內經言之甚悉，何者以時之前後分陰陽？傷之重者，遠而深也。至於陰虛者，其寒熱亦與正瘧無異，而陰瘧中又有眞陰眞陽之分，先做六味八味地步。人所不知。經曰：晝見夜伏，夜見晝止。

按時而發是無水也晝見夜伏夜見晝止倏忽往來時止時作是無火也又假造經文以寒熱準者皆是無水不準者皆是無火豈非亂道無水者壯水之主以鎮陽光六味湯主之無火者益火之原以消陰翳八味湯主之二方豈是治寒熱之藥非但作書者可厭即辨者亦可厭矣世患久瘧而不愈者非瘧不可愈乃治之不如法也丹溪云夜發者邪入陰分宜用血藥引出陽分當歸川芎紅花生地黃柏治之亦未及眞陰眞陽之至理徧攷諸書瘧論並未能露其意天下之病盡用六味八味千古只有爾獨得之秘非但治瘧無人能得此意也且余常試有神驗故特表而出焉

痢疾論

世有瘧後痢者亦有痢後瘧者夫既爲瘧後發洩已盡必無暑熱之毒復爲痢疾瘧邪未清中氣復虛邪從內陷此正暑毒陷入藏腑之疾最爲險證也此是元氣下陷脾氣不能升舉似痢非痢也非痢將指爲何病既爲痢後下多則亡血氣又隨痢散陰陽兩虛陽虛則惡寒陰虛則惡熱故寒熱交戰似瘧非瘧也雖係氣血兩虛既復寒熱交爭則是邪仍向外仲景傷寒論中凡陰病轉陽皆易愈之候此乃痢轉爲瘧病屬可治若不指爲瘧竟作陰虛陽虛論則久病壞證死期將至亦非補中益氣所能愈也則俱作虛論俱用補中益氣加溫補其病自愈細閱此書何必嘵嘵著成數卷只兩言括之曰陰虛用六味陽虛用八味足矣讀者

亦不必終帙只記二方而千聖之妙訣已傳濟世之良法已盡所以天下庸醫一見此書無不狂喜以爲天下有如此做名醫之捷徑恨讀之猶晚也殺人之法從此徧天下矣嗟乎無源亂道何地無之原不足與辨因晚村輩力爲崇奉而流毒遂無盡故作書者之罪小而表章者之罪大也

醫貫砭卷下終

序

王叔和傷寒例云今搜採仲景舊論錄其證候診脉聲色對病真方擬防世急則知傷寒論當時已無成書乃叔和之所搜集者雖分定六經而語無詮次陽經中多陰經治法陰經中多陽經治法叅錯不一後人各生議論每成一書必前後更易數條互相訾議各是其說愈更愈亂終無定論不知此書非仲景依經立方之書乃救誤之書也其自序云傷夭横之莫救所以勤求古訓博採衆方蓋因誤治之後變症錯雜必無循經現症之理當時著書亦不過

隨症立方本無一定之次序也余始亦疑其有錯亂乃探求三十年而後悟其所以然之故於是不類經而類方蓋方之治病有定而病之變遷無定知其一定之治隨其病之千變萬化而應用不爽此從流溯源之法病無遁形矣至於用藥則各有條理解肌發汗攻邪散痞逐水驅寒溫中除熱皆有主方其加減輕重又各有法度不可分毫假借細分之不外十二類每類先定主方即以同類諸方附焉其方之精思妙用又復一一注明條分而縷悉之隨以論中用此方之症列於方後而更發明其所以然之故使

讀者於病情藥性一目顯然不論從何經來從何經去而見症施治與仲景之意無不吻合豈非至便之法乎余纂集成帙之後又復鑽窮者七年而五易其稿乃無遺憾前宋朱肱活人書亦曾彙治法於方後但方不分類而又無所發明故閱之終不得其要領此書之成後之讀傷寒論者庶可以此爲津梁乎

乾隆二十四年歲在屠維單閼陽月上浣洄溪徐大椿序

傷寒類方

二

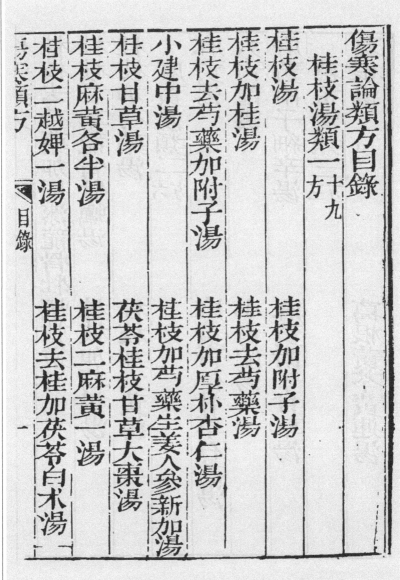

傷寒論類方目錄

桂枝湯類一 十九方

傷寒類方

桂枝去芍藥加蜀漆龍骨牡蠣救逆湯

桂枝甘草龍骨牡蠣湯　桂枝加葛根湯

桂枝加芍藥湯　桂枝加大黃湯

麻黃湯類二　六方

麻黃湯　麻黃杏仁甘草石羔湯

大青龍湯　小青龍湯

麻黃附子細辛湯　麻黃附子甘草湯

葛根湯類三　三方

葛根湯　葛根黃芩黃連湯

枳實梔子豉湯

承氣湯類六十二方

大承氣湯　小承氣湯

調胃承氣湯　桃仁承氣湯

抵當湯　抵當丸

十棗湯　大陷胸湯

大陷胸丸　小陷胸湯

白散　麻仁丸

瀉心湯類七十一方

甘草乾姜湯　芍藥甘草湯
茵陳蒿湯　麻黄連軺赤小豆湯
瓜蒂散　麻黄升麻湯
黄連阿膠湯　吴茱萸湯
半夏散及湯　桃花湯
猪膚湯　甘草湯
桔梗湯　苦酒湯
烏梅丸　白頭翁湯
牡蠣澤瀉散　蜜煎導方

以上共一百十三方

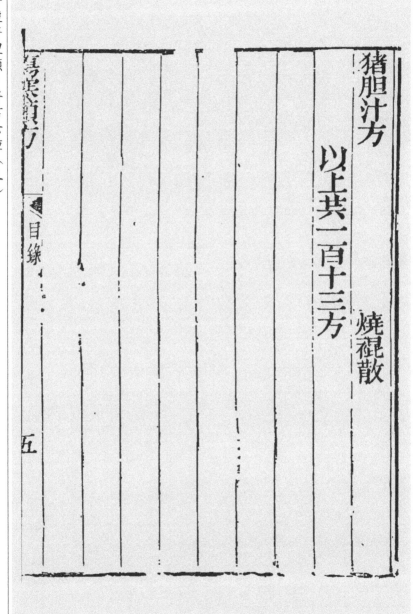

傷寒論類方

吳江徐大椿靈胎編釋　男　爔卣和校

桂枝湯類一

桂枝湯　一

桂枝三兩去皮　芍藥三兩　甘草二兩炙　生姜三兩　大棗十二枚擘

右五味㕮咀，以水七升，微火煮取三升，去滓，適寒溫，服一升。服已須臾，歠熱稀粥一升餘，以助藥力。桂枝本不能發汗，故須助以熱粥。內經云：穀入於胃，以傳於肺，肺主皮毛，汗所從出。歠粥充胃氣以達於肺也。觀此可知傷寒不禁食矣。溫覆令一時許，遍身漐漐微似有汗者益佳，不可令如水流漓病不必除此解肌之法也若如水流漓則動營氣衛邪仍在若一服汗出病瘥停後服不必盡劑若不汗更服依前法又不汗後服小促其間半日許令三服盡若病重者一日一夜服周時觀之服一劑盡病證猶在者更作服若汗不出乃服至二三劑桂枝湯全料謂之一劑三分之一謂之一服古一兩今二錢零則一劑之藥除姜棗僅一兩六錢零一服不過五錢零矣治傷寒大症分兩不過如此一服即汗不再服無汗服至二三劑總以中病爲主後世見服藥得效者反令多服無效者即疑藥誤又復易方無往不誤矣禁生冷粘滑肉麪五辛酒酪及臭惡等物

太陽中風陽浮而陰弱風在外故陽脈浮衛氣有邪則不能護營故陰脈弱陽浮者

熱自發風爲陽邪故發熱桂枝之辛以散之陰弱者汗自出芍藥之酸以收之甘草之甘以緩之嗇嗇惡寒淅淅惡風惡風未有不惡寒者但惡寒甚輕非若中寒及陰經之甚也翕翕發熱其熱亦不如陽明之甚鼻鳴乾嘔者鼻鳴似屬陽明乾嘔似屬少陽蓋三陽相近故畧有兼病但不甚耳桂枝湯主之

太陽病頭痛發熱汗出惡風者桂枝湯主之此桂枝湯總症

太陽病下之後其氣上衝者可與桂枝湯方用前法誤治若不上衝者不可與之此誤下之症誤下而仍上衝則邪氣猶在陽分故仍用桂枝發表若不上衝則其邪已下陷變病不一當隨宜施治論中誤治諸法詳觀自明

太陽病初服桂枝湯反煩不解者先刺風池風府却與桂

枝湯則愈此非誤治因風邪凝結於太陽之要路則藥力不能流通故刺以解其結蓋邪風太甚不僅在衛而在經刺之以泄經氣○風府一穴在項上入髮際一寸大筋內宛宛中督脈陽維之會刺入四分留三呼風池二穴在顳顬後髮際陷者中足少陽陽維之會針入三分留三呼

太陽病外症未解脈浮弱者當以汗解宜桂枝湯病雖過期脈症屬太陽仍不離桂枝法

太陽病外症未解者不可下也此禁下總訣下之爲逆欲解外者宜服言雖有當下之症而外症未除亦不可下仍宜解外而後下也

太陽病先發汗不解而復下之脈浮者不愈浮爲在外而反下之故令不愈今脈浮故知在外當須解外則愈宜服

脉浮而下此爲誤下下後仍浮則邪不因誤下而陷入仍在太陽不得因已汗下而不復用桂枝也

病嘗自汗出者此爲榮氣和榮氣和者外不諧以衛氣不共榮氣和諧故爾榮氣和者言榮氣不病非調和之和故又申言之以營行脉中衛行脉外復發其汗營衛和則愈宜桂枝湯自汗與發汗迥別自汗乃營衛相離發汗使營衛相合自汗傷正發汗驅邪復發者因其自汗而更發之則榮衛和而自汗反止矣

病人藏無他病時發熱自汗出而不愈者此衛氣不和也先其時未熱之時發汗則愈宜桂枝湯主之無他病太陽諸症不必備而惟發熱自汗故亦用桂枝湯

傷寒不大便六七日宜下之候頭痛有熱者未可與承氣湯太陽

症仍在不得以日久不便而下也。按未可二字從金匱增入傷寒論失此二字其小便清者知不在裏仍在表也便赤為裏有熱當須發汗若頭痛者必衄汗出而頭痛未解則蘊熱在經而血動矣宜桂枝湯

傷寒發汗解半日許復煩脉浮數者可更發汗發汗未透故煩乃服藥不及之症宜桂枝湯

傷寒醫下之續得下痢清穀不止裏症身疼痛者表症急當救裏此誤下之症邪在外而引之入陰故便清穀陽氣下脫可危雖表症未除而救裏為急。傷寒論不可下篇云誤下寒多者便清穀熱多者便膿血後身疼痛清便自調者急當救表清穀已止疼痛未除仍從表治蓋凡病皆當先表後裏惟下痢清穀則以扶陽為急而表症為緩也表裏分治而序不亂後人

欲以一方治數症必至兩誤救裡宜四逆湯救表宜桂枝湯

太陽病發熱汗出者此爲榮弱衛強故使汗出欲救邪風者宜桂枝湯提出邪風二字見桂枝爲驅風聖藥

陽明病脈遲汗出多微惡寒者表未解也可發汗宜此方陽明本自多汗但不惡寒而惡熱今多汗而猶惡寒則仍在太陽矣雖陽明病而治從太陽

太陰病脈浮者可發汗宜桂枝湯太陰本無汗法因其脈獨浮則邪仍在表故亦用桂枝從脈不從症也

病人煩熱汗出則解又加瘧狀有時復熱日晡所發熱者屬陽明也日晡發熱則爲陽明之潮熱而非瘧矣脈實者宜下之脈虛浮者宜發

汗一症而治法迥別全以脈爲憑此亦從脈而不從症之法下之與大承氣湯發汗宜桂枝湯

下痢腹脹滿裏症身疼痛者表症先溫其裏乃攻其表溫裏宜四逆湯攻表宜桂枝湯此節屬厥陰症未必由誤治而得然既見表症亦宜兼治

吐痢止而身痛不休者當消息和解其外宜桂枝湯小和之裏症除而表症猶在仍宜用桂枝法輕其劑而加減之可也

傷寒大下後復發汗再誤心下痞邪入中焦惡寒者表未解也不可攻痞當先解表表解乃可攻痞解表宜桂枝湯攻痞宜大黃黃連瀉心湯苦寒開降之法詳見後

桂枝加附子湯二

桂枝湯原方加附子一枚（炮去皮破八片）右六味以水七升煮取三升去查溫服一升

太陽病發汗遂漏不止（此發汗太過如水流漓或藥不對症之故）其人惡風（中風本惡風汗後當愈今仍惡風則表邪未盡也）小便難（津液少）四肢微急難以屈伸（四肢為諸陽之本急難屈伸乃津脫陽虛之象但不至亡陽耳若更甚而厥冷惡寒則有陽脫之慮當用四逆湯矣）桂枝加附子湯主之（桂枝同附子服則能止汗回陽）

桂枝加桂湯三（桂枝原方加桂二兩即另立湯名治症迥別古聖立方之嚴如此）

桂枝湯原方加桂二兩右五味以水七升煮取三升去

滓溫服一升

燒針令其汗針處被寒復感新寒核起而赤者必發奔豚氣從小腹上衝心者灸其核上各一壯不止一針故云各一壯與桂枝加桂湯重加桂枝不特禦寒且制腎氣又藥味重則能達下凡奔豚症此方可增減用之

桂枝去芍藥湯 四

桂枝湯原方去芍藥右四味以水七升煮取三升溫服一升

桂枝去芍藥加附子湯 五

即前方加附子一枚炮去皮破八片餘依前法

太陽病下之後脈促胸滿者中虛而表邪仍在桂枝去芍藥湯主之太陽之邪未盡故用桂枝下後傷陰不宜更用凉藥若微惡寒者去芍藥方中加附子湯主之微惡寒則陽亦虛矣故加附子

桂枝加厚朴杏仁湯六

桂枝湯原方加厚朴二兩炙去皮杏仁五十枚右七味以水七升微火煮取三升溫服一升覆取微似汗

喘家作桂枝湯加厚朴杏仁佳別錄厚朴主消痰下氣本經杏仁主咳逆上氣

太陽病下之微喘者表未解故也此湯主之前條乃本然之喘此乃誤下之喘因殊而法一

小建中湯七

桂枝湯原方加膠飴一升右六味以水七升煮取三升去滓納飴更上微火消解溫服一升日三服嘔家不可用建中湯以甜故也

傷寒陽脈濇陰脈弦中宮之陽氣虛則木來乘土故陽濇而陰弦也法當腹中急痛先與小建中湯膠飴大甘以助中宮不差者與小柴胡湯主之治太陰不愈變而治少陽所以疏土中之木也以脈弦故用此法

傷寒二三日心中悸而煩者小建中湯主之悸而煩其為虛煩可知故用建中湯以補心脾之氣蓋梔子湯治有熱之虛煩此治無熱之虛煩也

桂枝加芍藥生姜人參新加湯 八

桂枝湯原方芍藥生姜各增一兩加人參三兩右六味以水一斗二升煮取三升去滓溫服一升此以多煎爲妙取其味厚入陰也

發汗後身疼痛表未盡脉沉遲氣虛已甚此湯主之邪未盡宜表而氣虛不能勝散藥故用人參凡素體虛而過汗者方可用

桂枝甘草湯 九

桂枝四兩去皮甘草二兩炙右二味以水三升煮取一升頓服此以一劑爲一服者

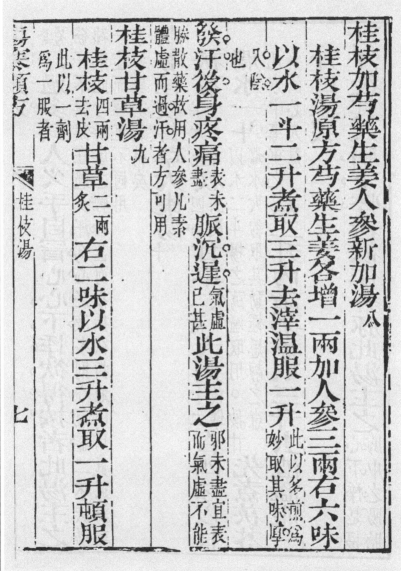

發汗過多，其人乂手自冒心，心下悸，欲得按者，此湯主之。發汗不誤，誤在過多。汗爲心之液，多則心氣虛。二味扶陽補中。此乃陽虛之輕者，甚而振振欲擗地，則用真武湯矣。一症而輕重不同，用方迥異，其義精矣。

茯苓桂枝甘草大棗湯 十

茯苓半斤 桂枝四兩，去皮 甘草二兩，炙 大棗十二枚，擘 右四味，以甘爛水一斗，以水二斗，揚之萬遍，取用。○按：甘爛水大約取其動極思靜之意。先煮茯苓，凡方中專重之藥，法必先煮。減二升，內諸藥，煮取三升，去滓，溫服一升，日三服。

發汗後，其人臍下悸者，欲作奔豚，此湯主之。心下悸是擾胸中之陽，臍

下悸則因發汗太過上焦乾涸腎水上救故重用茯苓以制腎水桂枝以治奔豚

桂枝麻黃各半湯十一

桂枝一兩十六銖去皮 芍藥 生姜 甘草炙 麻黃去節各一兩 大棗四枚 杏仁二十四枚去皮及雙仁者 右七味以水五升先煮麻黃一二沸去上沫欲去沫故先煮內諸藥煮取一升八合減去三之一去滓溫服六合一云桂枝湯三合麻黃湯三合頓服將息如上法

太陽病得之八九日過經如瘧狀發熱惡寒熱多寒少邪已漸輕其人不嘔非少陽清便欲自可無裡熱一日二三度發非瘧象脈

微緩者不浮不弦不大為欲愈也餘邪欲退之象。脈微而惡寒者，此陰陽俱虛，不可更發汗、更下、更吐也。此三句申明上文欲愈之故，蓋由病氣雖除而正氣亦衰，當靜以養之，使胃氣漸充，則榮衛自和。若更用汗吐下之法，益虛其氣，則病從藥增，醫者不審，誤人多矣。面色反有熱色者，未欲解也，面有熱色則餘邪尚鬱以其不得小汗出，身必癢，宜服微邪已在皮膚中，欲自出不得，故身癢，以此湯取其小汗足矣。陽明篇云：身癢如蟲行皮中狀者，此以久虛故也。○按此方分兩甚輕，計共約六兩，合今之秤僅一兩三四錢，分三服，只服四錢零，乃治邪退後至輕之劑，猶勿藥也。

桂枝二麻黃一湯十二

桂枝一兩十七銖，去皮　芍藥一兩六銖　甘草一兩二銖　杏仁十六枚，去皮尖　麻黃

十六銖去節 生姜一兩六銖 大棗五枚 右七味以水五升先煮麻黃二三沸去上沫內諸藥煮取二升去滓溫服一升日再服一本云桂枝湯二升麻黃湯一升合爲三升分再服

服桂枝湯大汗出脈洪大者汗雖出而邪未盡與桂枝湯如前法此所謂邪不盡行復如法者也若形如瘧日再發者汗出必解桂枝二麻黃一湯主之此與桂枝麻黃各半湯意畧同但此因大汗出之後故桂枝畧重而麻黃畧輕

桂枝二越婢一湯 十三 桂枝湯加麻黃石膏二味

桂枝去皮 芍藥 甘草 麻黃去節各十八銖 大棗四枚

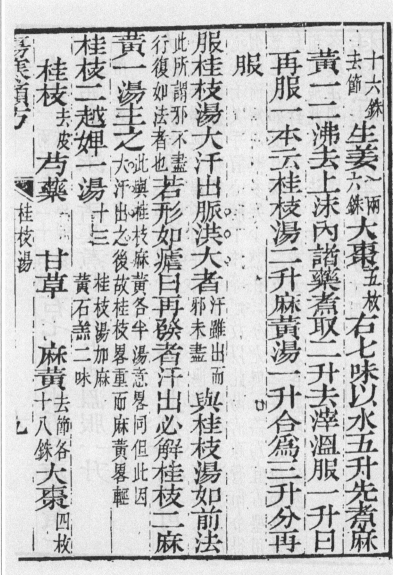

生姜一兩二銖　石羔二十四銖碎綿裹　右七味以水五升煮麻黃一二沸去上沫內諸藥煮取二升去滓溫服一升

附越婢方　麻黃六兩　甘草二兩　石羔半觔
生姜三兩　大棗十五枚

太陽病發熱惡寒熱多寒少脈微弱者此無陽也不可更汗　此無陽與亡陽不同并與他處之陽虛亦別蓋其人本非壯盛而邪氣亦輕故身有寒熱而脈微弱若發其汗必至有叉手冒心臍下悸等症故以此湯清疏營衛令得似汗而解況熱多寒少熱在氣分尤與石羔爲宜古聖用藥之審如此○按以上三方所謂一二各半之說照方計算並不對準未知何說或云將本方各煎或一分或二分相和服此亦一法但方中又各藥注明分兩則何也存考

桂枝去桂加茯苓白朮湯　十四

芍藥三兩 甘草二兩炙 生薑 茯苓 白朮各三兩

大棗十二枚 右六味以水八升煮取三升去滓溫服一升

小便利則愈此方專於利小便

服桂枝湯或下之仍頭項強痛翕翕發熱無汗心下滿微痛小便不利者此湯主之頭痛發熱桂枝症仍在也以其無汗則不宜更用桂枝心下滿則用白朮小便不利則用茯苓此症乃亡津液而有停飲者也○凡方中有加減法皆佐使之藥若去其君藥則另立方名今去桂枝而仍以桂枝爲名所不可解殆以此方雖去桂枝而意仍不離乎桂枝也

桂枝去芍藥加蜀漆龍骨牡蠣救逆湯十五

桂枝湯原方去芍藥加蜀漆三兩洗去腥 牡蠣五兩熬 龍骨四兩

右七味以水一斗二升先煮蜀漆減二升內諸藥煮取
三升去滓溫服一升
傷寒脈浮醫以火迫刼之亡陽必驚狂以火刼其胸中之陽起臥不
安者此湯主之此與少陰汗出之亡陽迥別蓋少陰之亡陽乃亡陰中之陽故用四逆輩回其陽於腎中今乃以火逼汗亡其陽中之陽故用安神之品鎮其陽於心中各有至理不可易也去芍藥因陽虛不復助陰也蜀漆去心腹邪積龍骨牡蠣治驚癇熱氣

桂枝甘草龍骨牡蠣湯十六
桂枝一兩去皮 甘草二兩炙 牡蠣二兩熬 龍骨二兩 右四味以水
五升煮取二升半去滓溫服八合日三服

脈浮宜以汗解此治脈浮之總訣用火灸之誤治邪無從出因火而盛火反入內病從腰以下必重而痺名火逆也火氣在上則陰氣獨治於下故重而痺

火逆下之又誤治因燒針煩燥者更誤治下之虛其陰燒針又益其陽則胸中益煩燥不寧矣桂枝甘草龍骨牡蠣湯主之鎮其陰氣散其火邪上下同治前方驚狂治重在心故用蜀漆此無驚狂象故蜀漆不用其症藥大段相同

桂枝加葛根湯十七此湯成無已本有麻黃非有麻黃則爲葛根湯矣

桂枝湯原方加葛根四兩桂枝芍藥各減一兩餘同右

六味以水一斗先煮葛根減二升去上沫內諸藥煮取

三升去渣溫服一升覆取微似汗不須啜粥

太陽病項背强几几反汗出惡風者几几伸頸之象邪氣漸深故加葛根桂枝加葛根湯主之

桂枝加芍藥湯十八

桂枝湯原方芍藥加一倍右五味以水七升煮取三升溫服一升日三服

桂枝加大黃湯十九此二方俱治太陰症而法不離乎桂枝

桂枝湯原方加大黃一兩芍藥一倍右六味以水七升煮取三升去滓溫服一升日三服

本太陽病，醫反下之，誤治因而腹滿時痛，屬太陰也。引邪入於太陰，故所現皆太陰之症。桂枝加芍藥湯主之。雖見太陰症而太陽之症尚未罷，故仍用桂枝湯，只加芍藥一倍以斂太陰之症。

大實痛者，此句承上文腹滿時痛言。腹滿時痛不過傷太陰之氣，大實痛則邪氣結於太陰矣。桂枝加大黃湯主之。此因誤下而見太陰之症，大實痛則反減太陰之實邪，仍用大黃引之，即從太陰出。不因誤下而禁下見症施治，無不盡然。按活人書云：桂枝湯自西北人四時行之，無不應驗。江淮間惟冬及春可行之。春末及夏至以前，桂枝症可加黃芩一分，謂之陽旦湯。夏至後可加知母半兩，石羔一兩，或加升麻一分。若病人素虛寒者，不必加減。

麻黃湯類二

麻黃湯

麻黃三兩去節 桂枝二兩去皮 甘草一兩炙 杏仁七十個去皮尖 右四味以水九升先煮麻黃減二升此須多煮取其力專不僅為去上沫止煮一二沸矣去上沫內諸藥煮取二升半去滓溫服八合覆取微似汗不須啜粥以其易發汗也餘如桂枝將息法活人書云夏至後用麻黃湯量加知母石羔黃芩蓋麻黃性熱恐有發黃斑出之慮

太陽病頭痛發熱身疼腰痛骨節疼痛此痛處比桂枝症尤多而重因榮衛俱傷故也惡風無汗而喘者此二症乃肺氣不舒之故麻黃治無汗杏仁治喘桂枝甘草治太陽

諸症無一味不緊切所以謂之經方

其陽與陽明合病陽明之病象甚多如身熱不惡寒口苦鼻乾之類但見一二症即是不必全其也太陽病即上文所指者喘而胸滿者不可下病俱在上焦宜麻黃湯主之喘而胸滿此麻黃症之太陽合陽明也

太陽病十日以去過經脈浮細邪已退而嗜臥者正漸復外已解也設胸滿脅痛者與小柴胡湯胸滿脅痛病延日久邪留少陽故與此湯脈但浮者與麻黃湯若果邪在少陽脈必帶弦今但浮則尚在太陽矣故仍用麻黃湯此亦從脈不從症之法

太陽病脈浮緊無汗發熱身疼痛此乃太陽傷寒的症經云諸緊爲寒八九

曰不解表証仍在表証即上文数端此當發其汗宜麻黄湯服藥已微除其人發煩目瞑陽鬱而不能外達劇者必衄衄乃解熱甚動血血由肺之淸道而出與汗從皮毛而洩同故熱邪亦解俗語所云紅汗也經云陽明病口燥但欲漱水不欲嚥者此必衄所以然者陽氣重故也風鬱固爲熱寒鬱亦爲熱內經云熱病者皆傷寒之類也麻黄湯主之此言未衄之前可用麻黄非衄後更用麻黄也

脈浮者病在表可發汗宜麻黄湯此脈浮必帶緊

脈浮而數者可發汗宜麻黄湯數爲陽氣欲出

傷寒脈浮緊不發汗失治因致衄者麻黄湯主之前段衄後而解則不必復用麻黄衄後倘未解則仍用此湯

陽明病脈浮無汗而喘者陽明本脈大、自汗，今乃脈浮、無汗而喘，則爲麻黃湯症矣。發汗則愈，宜麻黃湯。

麻黃杏仁甘草石膏湯二 此即越婢湯加杏仁也

麻黃四兩，去節　杏仁五十個，去皮尖　甘草二兩，炙　石膏半斤，碎，綿裹　右四味，以水七升，先煮麻黃，減二升，去上沫，內諸藥，煮取二升，去滓，溫服一升。

發汗後，不可更行桂枝湯既汗不可再汗，津液不得重傷。汗出而喘尚有留邪在肺，故汗出而喘。無大熱者邪已輕也。可與此湯。汗出故用石膏，喘故用麻杏。

發汗後，飲水多者必喘，以水灌之亦喘此二句明致喘之所由。蓋喘未必皆由於水，而

飲水則無有不喘者戒之

下後不可更行桂枝湯既下不可復汗津液不得兩傷若汗出而喘無大熱者可與此湯

大青龍湯三此合麻黃桂枝越婢三方爲一方而無芍藥

麻黃六兩去節　桂枝二兩去皮　甘草二兩炙　杏仁四十枚去皮尖　生姜三兩切　大棗十二枚　石膏碎如雞子大一塊　右七味以水九升先煮麻黃減二升去上沫內諸藥煮取三升去滓溫服一升取微似汗汗出多者溫粉撲之此外治之法論中無溫粉方明理論載白术藁本川芎白芷各等分入米粉和勻撲之無藁本亦得後人用牡蠣麻黃根鉛粉龍骨亦可一服汗者停後

服汗多亡陽遂虛惡風煩燥不得眠也

太陽中風脉浮緊（緊爲陰脉故汗不易出）發熱惡寒（非惡風）身疼痛不汗出而煩燥者（邪深熱鬱）大青龍湯主之若脉微弱汗出惡風者不可服服之則厥逆筋惕肉瞤此爲逆也（惡風乃桂枝症誤服此則汗不止而有亡陽之象矣立此方即垂此戒聖人之意深矣。按此方合麻桂而用石羔何以發汗如是之烈蓋麻黄湯麻黄用二兩而此用六兩越婢湯石羔用半斤而此用鷄子大一塊一劑之藥除大棗約共十六兩以今稱計之亦重三兩有餘則發汗之重劑矣雖少加石羔終不足以相制也。少陰篇云脉陰陽俱緊反汗出者亡陽也）

傷寒脉浮緩身不疼但重乍有輕時無少陰症者大青龍湯主之（脉不沉緊身有輕時爲無少陰外症不厥利吐逆爲無少陰裡症此邪氣俱在外也故以大青龍發

其汗。按此條必有誤脈浮緩邪輕易散身不疼外邪已退乍有輕時病未入陰又别無少陰等症此病之最輕者何必投以青龍險峻之劑此必另有主方而誤以大青龍當之者也

小青龍湯四

麻黄去節　芍藥　細辛　乾姜　甘草　桂枝去皮各三兩　五味子半斤　半夏半升湯洗　右八味以水一斗先煮麻黄減二升去上沫内諸藥煮取三升去滓温服一升

若微利者去麻黄加蕘花如鷄子大熬令赤色利屬下焦陰分不可更發其陽蕘花明理論作芫花恐誤本草蕘花芫花花葉相近而蕘花不常用當時已不可得故改用芫

花以其皆有去水之功也若渴者去半夏加括蔞根三兩本草括蔞根主消渴若噎者噎古作餲論云寒氣相搏則為腸鳴醫乃不知而反飲冷水令汗大出水得寒氣冷必相搏其人即餲○按內經無噎字疑即呃逆之輕者去麻黃加附子一枚炮本草附子溫中若小便不利少腹滿去麻黃加茯苓四兩小便不利而少腹滿則水不在上而在下矣故用茯苓若喘者去麻黃加杏仁半升去皮尖杏仁見前○按此方專治水氣蓋汗為水類肺為水源邪汗未盡必停於肺胃之間病屬有形非一味發散所能除此方無微不到真神劑也

傷寒表不解發汗未透心下有水氣即未出之汗乾嘔發熱而欬或渴或痢或噎或小便不利少腹滿或喘者小青龍湯主之

以上皆水停心下現症其每症治法皆在加減中

傷寒心下有水氣欬而微喘發熱不渴凡水停心下者喘而不渴服湯已即小青龍湯渴者此寒氣欲解也寒飲欲去小青龍湯主之此例筆法即指服湯已三字非謂欲解之後更服小青龍湯也

麻黃附子細辛湯五

麻黃去節二兩 細辛二兩 附子一枚炮

右三味先煮麻黃減二升去上沫內諸藥煮取三升去滓溫服一升日三服

少陰病始得之反發熱脈沉者此湯主之少陰病三字所該者廣必從少陰諸現症細細詳審然後反發熱知為少陰之發熱否則何以知其非太陽陽明之發熱耶又必候其脈象之沉然

後並知其爲少陰無疑也凡審症皆當如此。附子細辛爲少陰溫經之藥夫人知之用麻黃者以其發熱則邪猶連太陽未盡入陰猶可引之外達不用桂枝而用麻黃者蓋桂枝表裏通用亦能溫裏故陰經諸藥皆用之麻黃則專於發表今欲散少陰始入之邪非麻黃不可況已有附子足以溫少陰之經矣

麻黃附子甘草湯六

麻黃去節二兩　甘草炙二兩　附子炮一枚　右三味以水七升先煮麻黃一兩沸此當少煮去上沫內諸藥煮取三升去渣溫服一升日三服

少陰病得之二三日麻黃附子甘草湯微發汗以二三日無裏症故微發汗也三陰經惟少陰與太陽爲表裏而位最近故猶有汗解之理況二三日而

無裡症則其邪未深入此方較麻黄附子細辛少輕以其無裏症也

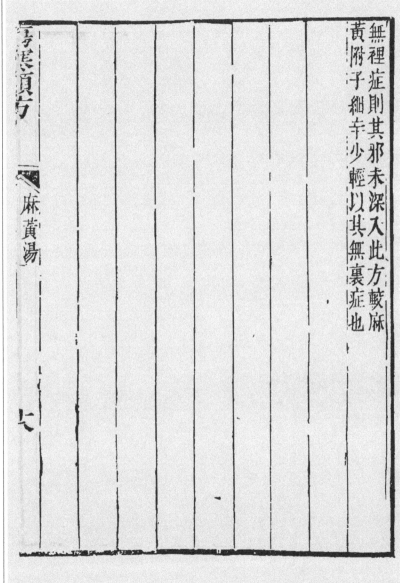

葛根湯類三

葛根湯一

此即桂枝湯加麻黄三兩葛根四兩

葛根四兩 麻黄三兩去節 芍藥二兩 生姜三兩切 甘草二兩炙 桂枝二兩去皮 大棗十二枚 右七味以水一斗先煮麻黄葛根二味去藥先煮減二升去上沫內諸藥煮取三升去滓温服一升覆取微似汗不須啜粥已能發汗矣餘如桂枝法將息及禁忌

太陽病項背強几几。無汗。惡風葛根湯主之。前桂枝加葛根湯一條其現症亦同但彼云反汗出故無麻黄此云無汗故加麻黄也。陽明症汗出而惡熱今無汗而惡風則未全入陽明故曰

太陽病。按葛根本草治身大熱大熱乃陽明之症也以太陽將入陽明之經故加此藥

太陽與陽明合病者必自下利葛根湯主之合病全在下利一症上審出蓋風邪入胃則下利矣

葛根黄芩黄連湯二

葛根半斤　甘草二兩炙　黄芩三兩　黄連三兩　右四味以水八升先煮葛根減二升內諸藥煮取二升去滓分溫再服

太陽病桂枝症桂枝症即太陽傷風之正病也醫反下之大誤利遂不止邪下陷則利無止時脉促者表未解也促有數意邪猶在外尚未陷入三陰而見沉微等象故不用理

中等法

喘而汗出者此湯主之因表未解故用葛根因喘汗而利故用芩連之苦以泄之堅之。芩連甘草為治痢之主藥

葛根加半夏湯三

葛根湯原方加半夏半升洗煎服法同

太陽與陽明合病。不下利前條因下利而知太陽陽明合病今既不下利則合病何從而知必須從兩經本症一一對勘即不下利而亦可定為合病矣但嘔者葛根加半夏湯主之前條太陽誤下而成利則用芩連治利因其本屬桂枝之症而脉促故止加葛根一味以解陽明初入之邪此條乃太陽陽明合病故用葛根湯全方因其但嘔加半夏一味以止嘔隨病立方各有法度

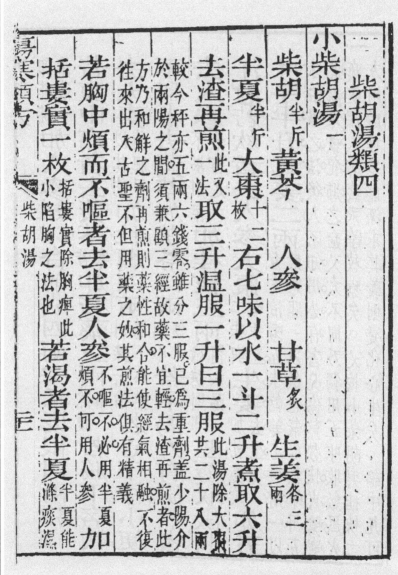

柴胡湯類四

小柴胡湯一

柴胡半斤　黃芩　人參　甘草炙　生姜各三兩

半夏半斤　大棗十二枚　右七味，以水一斗二升，煮取六升，去渣再煎，此又一法。取三升，溫服一升，日三服。此湯除大棗，共二十八兩，較今秤亦五兩六錢零。雖分三服，已爲重劑。蓋少陽介於兩陽之間，須兼顧三經，故藥不宜輕。去渣再煎者，此方乃和解之劑，再煎則藥性和合，能使經氣相融，不復往來出入。古聖不但用藥之妙，其煎法俱有精義。

若胸中煩而不嘔者，去半夏、人參，不嘔不必用半夏，煩不可用人參。加括蔞實一枚。括蔞實除胸痺，此小陷胸之法也。若渴者，去半夏，半夏能滌痰濕

即能耗津液　加人參生津液　合前成四兩半　括蔞根四兩治消渴　若腹中痛者　去黃芩苦寒　加芍藥三兩除腹痛　若脇下痞鞕　去大棗以其能補脾胃　加牡蠣四兩別錄云治脇下痞熱　若心下悸　小便不利者　去黃芩　加茯苓四兩利小便　若不渴　外有微熱者　去人參不渴則津液自足　加桂枝三兩微熱則邪留太陽　溫覆取微似汗愈　若欬者　去人參　大棗二味與嗽非宜　生姜去生姜　加乾姜故　加五味子半升　乾姜二兩古方治嗽五味乾姜必同用一以散寒邪一以斂正氣從無單用五味治嗽之法後人不知用必有害況傷熱勞怯火嗆與此處寒飲犯肺之症又大不同乃獨用五味收斂風火痰涎深入肺藏永難救療矣○又按小柴胡與桂枝二一方用處極多能深求其義則變化心生矣○論中凡可

通用之方必有加减法

傷寒五六日（正當傳少陽之期）中風往來寒熱（太陽之寒熱寒時亦熱熱時亦寒往來者寒已而熱熱已而寒也）胸脇苦滿（胸脇爲少陽之位）默默不欲飲食（木邪干土）心煩喜嘔（木氣上逆）或胸中煩而不嘔或渴（少陽火邪）或腹中痛（木剋土）或脇下痞鞕（木氣填鬱）或心下悸（有飲）小便不利或不渴（有蓄飲）身有微熱（太陽未盡）或欬者（肺有留飲）此湯主之（少陽所現之症甚多柴胡湯所治之症亦不一加减法具載方末）

血弱氣盡腠理開邪氣因入與正氣相搏結於脇下正邪分爭往來寒熱休作有時默默不欲飲食藏府相連其痛

必下邪高痛下故使嘔也此條申明所以往來寒熱及不欲食下痛上嘔之故皆因正衰邪入藏府相牽所致則立方之意可推而知矣小柴胡湯主之

服柴胡湯已渴者屬陽明也以法治之此必先見少陽之症故用柴胡湯服後而渴則轉屬陽明矣

傷寒四五日身熱惡風頸項強此是太陽所同脇下滿此則少陽所獨手足溫而渴者前節之渴者屬陽明此因脇下滿則雖似陽明不作陽明治矣小柴胡湯主之

傷寒陽脈濇陰脈弦法當腹中急痛先與小建中湯不差者與小柴胡湯主之詳見桂枝類中

傷寒中風有柴胡症但見一証便是不必悉具（少陽與大陽陽明相爲出入一証可據雖有他証可兼治矣）

凡柴胡湯病証而下之（誤治）若柴胡証不罷者復與柴胡湯（凡誤治而本証未罷仍用本証之方他經盡同不獨柴胡証也）必蒸蒸而振却發熱汗出而解（邪已陷下故必振動而後能達於外辨脈法篇云戰而汗出者其人本虚是以發戰發熱汗出邪仍從少陽而出）

傷寒十三日不解（過經二候）胸脇滿而嘔（此少陽的症）日晡所發潮熱（此似陽明）已而微利（又現裡症藥亂則症亦亂）此本柴胡症下之而不得利今反利者知醫以丸藥下之非其治也（以湯劑利之不應復以丸藥利

之是謂重傷潮熱者實也先宜小柴胡湯以解外雖潮熱本屬少陽之邪故仍以柴胡解外後以柴胡加芒硝主之解在後加芒硝湯下

傷寒五六日頭汗出微惡寒手足冷心下滿口不欲食大便鞕脈細者此爲陽微結陽氣不能隨經而散故鬱結不舒非藥誤即遷延所致亦壞症之輕者必有表復有裏也以上諸症有表有裏柴胡湯兼治表裏脈沉亦在裏也脈細者必沉汗出爲陽微以汗爲微假令純陰結不得復有外證陰則無汗此爲半在裏半在表也脈沉爲裏汗出爲表脈雖沉緊細即有緊象不得爲少陰病所以然者陰不得有汗此爲要訣今頭汗出故知非少陰也可與小柴胡湯設不了了者得屎而解得湯而不

了了者以有裏症故大便鞕必通其大便而後其病可愈其通便之法即加芒硝及大柴胡等方是也

陽明病發潮熱大便溏小便自可胸脇滿而不去者小柴胡湯主之陽明潮熱乃當下之症因大便小便自可則裡症未具又胸脇嘗滿則邪留少陽無疑用此湯和解之

陽明病脇下鞕便滿少陽症不大便可下而嘔亦少陽症舌上白胎者邪未結於陽明故舌胎白雖不大便不可下此要訣也可與小柴胡湯上焦得通津液得下胃氣因和身濈然汗出而解也此四句申明小柴胡之功效如此所以諸症得之皆愈也。按少陽之外爲太陽裡爲陽明而少陽居其間故少陽之症有兼太陽者有兼陽明者內中見少陽一症即可用小柴胡湯必能兩顧得效仲景所以獨重此方也陽明中風脈弦浮大（弦屬少陽浮大屬陽明）而短氣腹都滿脇下及心痛（此少陽症）久按之氣不通鼻乾不得汗嗜臥（此症又似少陰）一身面目悉黃小便難（此二症又似太陰）有潮熱（此似陽明）耳前後腫刺之小差外不解病過十日脈續浮者與小柴胡湯（脈浮雖有裏症邪仍欲外出）脈但浮無餘症者與麻黃湯（但浮無餘症則裏症全無必從汗解故用麻黃湯此二條明陽明中風之症有裏邪用小柴胡無裏邪則用麻黃總以脈症爲憑無一定法也）若不尿（膀胱氣絶）腹滿加噦者不治（論中陽明篇云陽明病不能食攻其熱必噦所以然者胃中虛冷故也虛冷二字尤明蓋陽微欲盡也又云大吐大下汗出怫鬱復與之水以發其汗因得噦靈樞云真邪相攻氣并相逆故爲噦即呃逆也素問云病深者其聲噦乃肺胃之氣隔絶所致兼以腹滿故不治）

本太陽病不解轉入少陽者此爲傳經之邪也脇下鞕滿乾嘔不能食往來寒熱以上皆少陽本症尚未吐下脈沉緊者未吐下不經誤治也少陽已漸入裡故不浮而沉緊則弦之甚者亦少陽本脈與小柴胡湯

嘔而發熱者小柴胡湯主之但發熱而非往來寒熱則與太陽陽明同惟嘔則少陽所獨故亦用此湯

太陽病十日以去脈浮細而嗜臥者外已解也設胸滿脇痛者與小柴胡湯脈但浮者與麻黃湯解見麻黃湯

傷寒差以後更發熱者小柴胡主之此復症也非勞復非女勞復乃正氣不充餘邪未盡留在半表半裏之間故亦用小柴胡復病治法明著於此後世議論不一皆非正治脈浮者以

汗解之脉沉實者以下解之復症之中更當考此二脈如果脈見浮象則邪留太陽當用汗法如脈見沉實則裏邪未盡當用下法但汗下不著方名者因汗下之法不一醫者於麻黃桂枝及承氣大柴胡等方對症之輕重擇而用之則無不中病矣

婦人中風七八日續得寒熱發作有時此即下文所謂如瘧也經水適斷者此爲熱入血室其血必結血因熱結而成瘀矣故使如瘧狀發作有時小柴胡湯主之即以治瘧之法治之

又云婦人中風發熱惡寒經水適來彼云斷此云來得之七八日熱除而脉遲身涼外邪內伏胸脇下滿如結胸狀譫語者此爲熱入血室也血室爲中焦營氣之所聚肝藏血心主血營血結滿則肝氣與心經之氣亦凝故脇滿而

神昏讝語當刺期門隨其實而瀉之期門在乳下第二肋端去乳頭約四寸肝募也厥陰陰維之會刺入四分血結則爲有形之症湯劑一時難攻刺期門以瀉厥陰有餘之熱則尤親切而易散

又云婦人傷寒發熱經水適來晝日明了暮則讝語如見鬼狀者此爲熱入血室晝清而夜昏者血室屬陰病在陰經也無犯胃氣及上二焦必自愈此爲中焦營氣之疾汗下二法皆非所宜小柴胡湯刺期門則其治也。按熱入血室之狀此二條爲最詳婦人傷寒此症最多前條症稍輕後二條症尤重男子亦有之

大柴胡湯二小柴胡去人參甘草加枳實芍藥大黄乃少陽陽明合治之方也

柴胡半斤 半夏半斤 黄芩三兩 芍藥三兩 生姜五兩

枳實四枚 大棗十二枚 右七味以水一斗二升煮取六升

再煎取三升溫服一升日三服

此方本有大黃二兩王叔和云若不加大黃恐不爲大柴胡也

太陽病過經十餘日反二三下之一誤再誤後二三日柴胡症仍在者如寒熱嘔逆之類先與小柴胡湯嘔不止心下急鬱鬱微煩者猶有裏症爲未解也與大柴胡湯下之則愈前雖已下非下法也以大柴胡兩解之

傷寒十餘日熱結在裏此大黃之對症復往來寒熱此柴胡之對症與大柴胡湯

傷寒發熱汗出不解當用柴胡心中痞鞕嘔吐而下痢者邪內陷故用枳實半夏大黃此湯主之

傷寒後後者過經之後諸症漸輕而未全愈也脈沉沉者內實也沉為在裏下解之宜大柴胡湯

柴胡桂枝湯三此小柴胡與桂枝湯併為一方乃少陽太陽合病之方

柴胡四兩 黃芩 人參 桂枝 芍藥

生姜各一兩半 半夏二合半 甘草一兩炙 大棗六枚 右九味水七升煮取三升去渣溫服一升

傷寒六七日發熱微惡寒支節疼煩以上太陽症微嘔心下支

結以上少陽症外症未去者太陽症為外症柴胡桂枝湯主之

發汗多亡陽譫語者此亡陽之輕者也不可下勿誤以為有燥屎之譫語故以為戒

與柴胡桂枝湯和其營衛以通津液後自愈桂枝湯和營衛柴胡湯通津液深著二湯合用之功效而陽亡可復矣

柴胡加龍骨牡蠣湯　四

柴胡　龍骨　生姜　人參　茯苓

鉛丹　黃芩　牡蠣　桂枝各一兩半　半夏二合

大棗六枚　大黃二兩　右十二味以水八升煮取四升內

大黃更煮一二沸大黃只煮一二沸取其生而流利也去滓溫服一升

傷寒八九日下之即陷入裡胸滿柴胡黄芩煩驚龍骨鉛丹牡蠣小便不利茯苓讝語大黄一身盡重不能轉側者茯苓此湯主之此乃正氣虛耗邪已入裏而復外擾三陽故現症錯雜藥亦隨症施治眞神化無方者也○按此方能下肝膽之驚痰以之治癲癇必效

柴胡桂枝乾姜湯五

柴胡半斤　桂枝三兩　黄芩三兩　乾姜　牡蠣熬　甘草各二兩　括蔞根四兩　右七味以水一斗二升煮取六升去滓再煎取三升溫服一升日三服初服微煩復服汗出便愈邪氣已深一時不能即出如蒸蒸而振發熱汗出而解之類

傷寒五六日已發汗而復下之一誤再誤胸脇滿用牡蠣微結小

便不利渴以上皆少陽症渴故用栝蔞而不嘔故去半夏生姜但頭汗出。陽氣上越用牡蠣往來寒熱用柴芩心下煩者黃芩牡蠣此為未解也柴胡桂枝乾姜湯主之

柴胡加芒硝湯六 柴胡湯原方加芒硝分兩各不同

柴胡二十六銖 黃芩 甘草炙 人參 生姜各一兩 半夏二十銖 大棗四枚 芒硝二兩

右八味以水四升煮取二升去渣內芒硝更煮微沸分溫再服不解更作不解不大便也。此藥劑之最輕者以今秤計之約二兩分二服。則一服止一兩耳。按大柴胡湯加大黃枳實乃合用。小承氣也此加芒硝乃合用調胃。承氣也皆少陽。陽明同治之方

傷寒十三日不解胸脇滿而嘔日晡所發潮熱已而微利此本柴胡証下之而不得利今反利者知醫以丸藥下之非其治也潮熱者實也先宜小柴胡湯以解外後以柴胡加芒硝湯主之本草芒硝治六府積聚因其利而復下之所謂通因通用之法也潮熱而利則邪不停結故較之大柴胡症用藥稍輕

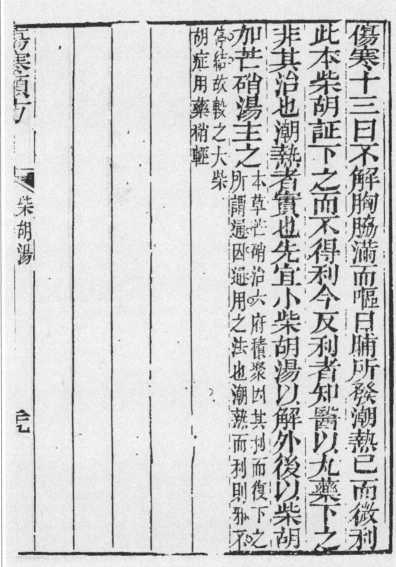

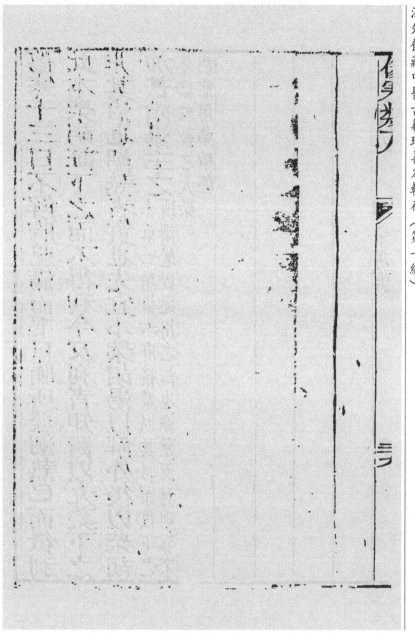

梔子湯類五

梔子豉湯一

梔子十四枚 香豉四合綿裹 右二味，以水四升，先煮梔子得二升半，內豉，煮取升半，去滓，分爲二服。溫進一服，得吐止後服。此劑分兩最小，凡治上焦之藥皆然。

發汗吐下後，諸法俱用，未必皆誤，而正氣已傷矣。虛煩不得眠，虛爲正氣虛，煩爲邪氣擾。發汗吐下，實邪雖去，而其餘邪因正氣不充，留於上焦，故陽氣擾動而不得眠也。若劇者，必反覆顛倒，心中懊憹，反覆顛倒，身不得寧也。心中懊憹，心不得安也。梔子豉湯吐之。此非汗下之所能除者，吐之而痰涎結氣無不出矣。發汗吐下之後，而邪未盡，則不在經而在肺胃之間，爲有形之物

故必吐而出之反覆顛倒心中懊憹摹寫病狀何等詳切凡醫者之於病人必事事體貼如若身受之而後用藥無誤

發汗若下之而煩熱胸中窒者煩熱且窒較前虛煩等象爲稍實梔子豉湯主之

傷寒五六日大下之後誤治身熱不去心中結痛者未欲解也外內之邪俱未解結痛更甚於窒矣梔子豉湯主之按胸中窒結痛何以不用小陷胸蓋小陷胸症乃心下痛胸中在心之上故不得用陷胸何以不用瀉心諸法蓋瀉心症乃心下痞痞爲無形痛爲有象故不得用瀉心古人治病非但內外不失厘毫即上下亦不踰分寸也

陽明病脈浮而緊咽燥口苦腹滿而喘發熱汗出不惡寒

反惡熱身重以上皆陽明本症若發汗則躁心憒憒反讝語汗多陽虛若加燒針必怵惕煩燥不得眠即前以火逼汗亡陽驚狂之意若下之則胃中空虛客氣動膈心中懊憹以前因用三法未各有現症如此舌上胎者此句乃要訣舌上有白胎則胸中有物而可用吐法否則邪尙未結恐無物可吐也梔子豉湯主之

陽明病下之其外有熱表邪未盡手足溫不結胸邪無實心中懊憹饑不能食痰涎停結但頭汗出陽邪在上欲泄不泄梔子豉湯主之

下利後更煩按之心下濡者濡者濕滯之象非堅非痛也爲虛煩也宜梔子豉湯

梔子甘草豉湯二

梔子湯原方加甘草二兩炙右三味以水四升先煮梔子甘草取二升半內豉煮取升半分二服溫進一服得吐便止

梔子生姜豉湯三

梔子湯原方加生姜五兩先煮梔子生姜餘俱如前法得吐止後服

凡用梔子湯病人舊微溏者不可與服之此服梔子湯之戒。按梔子清越上焦之火與腸胃亦無大害微溏者卽不可服未知何義想因大腸之氣滑脫者肺氣不宜更洩也

若少

氣者梔子甘草豉湯主之甘草能補中氣若嘔者梔子生姜豉湯主之此二條言凡遇當用梔子湯之病見此二症則加此二味也。按無物爲嘔有物爲吐欲止其嘔反令其吐。吐之。而嘔反止。眞匪夷所思也

梔子乾姜湯 四

梔子十四枚 乾姜二兩 右二味以水三升半煮取一升半去滓分二服溫進一服得吐止後服

傷寒醫以丸藥大下之下未必誤以丸藥大下則誤矣身熱不去外有微邪微煩下後而煩卽虛煩也此湯主之下後故用乾姜

梔子厚朴枳實湯 五

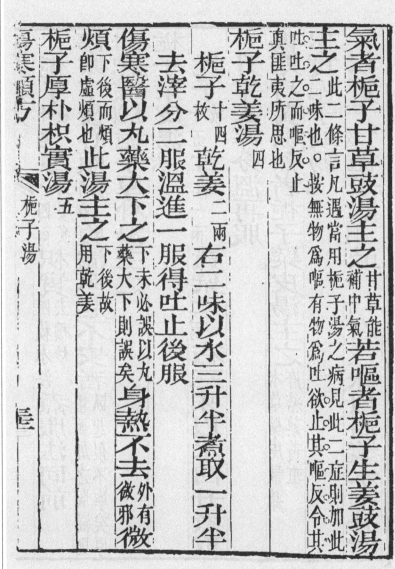

梔子十四枚厚朴四兩姜炙枳實四枚水浸去穰炒煮服法同前

傷寒下後心煩即微煩腹滿臥起不安者煩而加之腹滿則臥起俱不寧矣厚朴枳實以治腹滿也梔子厚朴湯主之

梔子蘗皮湯六

梔子十五枚甘草一兩黃蘗二兩右三味以水四升煮取升半去滓分溫再服

傷寒身黃發熱者梔子蘗皮湯主之本草蘗皮散藏府結熱黃疸

枳實梔子豉湯七

枳實三枚梔子十四枚豉一升右三味以清漿水七升空

煮又一煮法漿水即淘米之泔水久貯味酸爲佳取四升內枳實梔子煮取二升下豉更煮五六沸去渣分溫再服覆令微似汗此不取吐而取汗

大病差後勞復者勞復乃病後之餘症不在吐法故取微汗枳實梔子湯主之勞復因病後氣虛邪氣又結於上焦其症不一故不著其病形惟散其上焦之邪足矣後人以峻補之劑治勞復則病變百出矣若有宿食者加大黃如博棋子大五六枚此指勞復之有宿食者治食復之法亦在其中矣。可吐篇云宿食在上脘當吐之。按梔子湯加減七方既不注定何經亦不專治何誤總由汗吐下之後正氣已虛尚有痰涎滯氣凝結上焦非汗下之所能除經所云在上者因而越之則不動經氣而正不重傷此爲最便乃不易之法也古方梔子皆生用故入口即吐後人作湯以梔子炒黑不復作吐全失

用梔子之意然服之於虛煩症亦有驗想其病
肺除煩之性故在也終當從古法生用爲妙

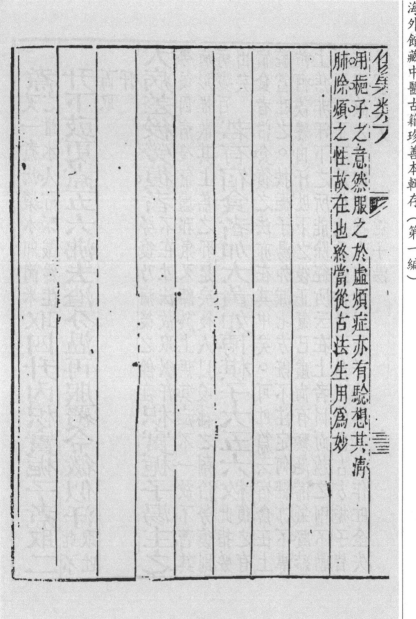

承氣湯類六

大承氣湯一

大黃四兩酒洗 厚朴半斤炙去皮 枳實五枚炙 芒硝三合 右四味以水一斗先煮厚朴枳實取五升去滓內大黃煮取二升去滓內硝更上微火一兩沸分温再服得下餘勿服

傷寒若吐若下後不解壞症不大便五六日上至十餘日日晡時發潮熱不惡寒獨語如見鬼狀若劇者發則不識人循衣摸牀惕而不安微喘直視以上皆陽明危症因吐下之後竭其中氣津液已耗孤陽獨存胃中乾燥或有燥屎故現此等惡症脈弦者生濇者死弦則陰氣尚存且能勉制胃實

濇則氣血已枯矣。然弦者尚有可生之理，未必盡生；濇則斷無不死者也。微者但發熱潮熱譫語者，惡症皆無。大承氣湯主之。若一服利，止後服。中病即止。

陽明病，譫語，有潮熱，反不能食者，客熱不能消穀。胃中必有燥屎五六枚；若能食者，但鞕爾。能食非真欲食，不過粥飲猶可入口耳；不能食則穀氣全不可近，腸胃實極故也。宜大承氣湯下之。鞕即可下。○按燥屎當在腸中，今云胃中何也？蓋邪氣結成糟粕，未下則在胃中，欲下則在腸中，已結者即謂之燥屎。言胃則腸已該矣。

汗出譫語者，以有燥屎在胃中，此為風也。陽明本自汗出，然亦有不汗出者。此指汗出之為風，則知汗出乃表邪尚在，不汗出者為火邪內結也。須下之，過經乃可下之。此下之之時。下之若早，語言必亂，輕於譫語。以表虛裏實故也。下早

則引表邪入裡故表虛而裡實下之則愈宜大承氣湯雖已誤下然見讝語等症則更下之亦不因誤下而遂不復下也

二陽併病同起者為合病一經未罷一經又病者為併病太陽症罷但發潮熱手足漐漐汗出大便難而讝語者以上皆陽明現症下之則愈宜大承氣湯

陽明病下之心中懊憹而煩此乃下之未盡故有此實煩胃中有燥屎者可攻胃中燥屎必別有現症腹微滿初頭鞕後必溏不可下也但微滿則無燥屎故不可攻若有燥屎者宜大承氣湯

病人煩熱汗出則解又如瘧狀日晡所發熱者屬陽明也

脉實者宜下之脉虛浮者宜發汗下之與大承氣湯發汗宜桂枝湯詳解前桂枝湯下

大下後六七日不大便煩不解腹滿痛者此有燥屎也所以然者本有宿食故也惟有宿食故雖大下而燥屎終未盡宜大承氣湯

病人不大便五六日繞臍痛正在燥屎之位煩燥發作有時者此有燥屎故令不大便也

病人小便不利大便乍難乍易時有微熱喘冒不能臥者有燥屎也喘冒不臥燥屎現症宜大便有難無易所以乍易者以小便不利之故燥屎不以易便而去也宜大承氣湯以上三條皆証明有燥屎之法

得病二三日脈弱無太陽柴胡症煩燥心下鞕（邪熱入裡）至四五日（又隔二日）雖能食以小承氣湯少少與微和之（不必用全方祇通其胃氣而已又用藥之一法）令小安至六日（又隔一日而病未除）與大承氣湯一升（亦不必用全方古人用藥雖現症鑿鑿而輕方小試敬慎小心如此）若不大便六七日小便少者雖不能食但初頭鞕後必溏未定成鞕（小便不利則水穀未盡分大便猶濕也）攻之必溏須小便利屎定鞕乃可攻之（以小便之利否定宜下不宜下又一法）宜大承氣湯

傷寒六七日目中不了了睛不和（皆陽盛之象）無表裏症（邪已結在裏）大便難身微熱者此爲實也（邪結爲實）急下之宜大承氣湯

陽明病此三字包陽明諸症發熱汗多者急下之此重在汗多恐內熱甚而逼陽於外以致亡陽也宜大承氣湯

發汗不解腹滿痛者不解二字必兼有陽明症加以腹滿且痛則實邪有徵矣急下之宜大承氣湯

腹滿不減減不足言雖畧減而仍腹滿也當下之宜大承氣湯以上諸條舉當下之一二症即用下法然亦必須參觀他症而後定爲妥

陽明少陽合病必下痢其脈不負者順也負者失也少陽屬木脈當弦緊陽明屬土脈當洪發若少陽脈勝爲負陽明脈勝爲不負也厥陰篇云少陰負趺陽者爲順也少陰屬水趺陽屬土土能勝水則胃氣向强故爲順即此意但彼處乃手足厥冷之利故屬少陰此則屬少陽爲異耳

五

相剋賊名爲負也脉滑而數者有宿食也滑數則陽明之脉獨見而過盛此爲實邪故知有宿食當下之宜此湯

寸口脉浮而大按之反濇尺中亦微而濇有食而反微濇此氣結不通之故故知有宿食當下之宜大承氣湯

少陰病得之二三日口燥舌乾者急下之陽邪傳陰腎水欲涸故當急去其邪以保津液宜大承氣湯陽邪初轉入陰

少陰病自利清水色純青純青則非寒邪乃肝邪入腎也難經云從前來者爲實邪心下必痛口乾燥者二症尤見非寒邪急下之宜大承氣湯二條俱重口乾知爲熱邪無疑

少陰病六七日腹脹不大便者急下之（不便而脹爲日又久是以當下）宜大承氣湯

下利三部脈皆平（無外邪症）按之心下鞭者（實邪有形）急下之宜大承氣湯

下利脈遲而滑者內實也利未欲止當下之宜大承氣湯

下利不欲食者以有宿食故也（傷食惡食凡禁口利亦必因宿食之故）當須下之宜大承氣湯

下利差後至其年月日復發者以病不盡故也當下之宜大承氣湯

下利脉反滑當有所去（脉滑則實邪不留）下之乃愈宜大承氣湯

病腹中滿痛者此爲實也當下之宜大承氣湯

脉雙弦而遲者必心下鞕（木邪乘土）脉大而緊者陽中有陰也（大爲陽緊爲陰）可以下之宜大承氣湯（揔以上七條見傷寒論可下條內似指雜症可下法不入六經治法中）

小承氣湯二（大承氣去芒硝厚朴枳實亦減）

大黃（四兩）厚朴（二兩）枳實（三枚）右三味以水四升煮取一升二合去渣分溫二服初服湯當更衣不爾者盡飲之若更衣勿服

陽明病脈遲雖汗出不惡寒者凡汗出者皆惡寒其身必重短氣腹滿而喘有潮熱者以上皆內實之證此外欲解不惡寒可攻裏也手足濈然汗出者此大便已鞕也四支為諸陽之本濈然汗出陽氣已盛於土中矣以此驗大便之鞕又一法大承氣湯主之若汗多微發熱惡寒者外未解也其熱未潮未可與承氣湯若腹大滿不通者可與小承氣湯微和胃氣勿令大泄下腹滿不通雖外未解亦可用小承氣此方乃和胃之品非大下之峻劑故也

陽明病潮熱大便微鞕者可與大承氣湯不鞕者不可與之潮熱而便不鞕亦禁下若不大便六七日恐有燥屎欲知之法少

與小承氣湯入腹中轉失氣者此有燥屎也此以藥探之又一法乃可攻之若不轉失氣者此但初頭鞕後必溏不可攻之攻之必脹滿不能食也邪氣因正虛而陷入欲飲水者與水則噦寒熱相爭則噦其後發熱者必大便復鞕而少也重傷津液以小承氣湯和之仍用小承氣以大便鞕故也不轉失氣者慎不可攻也又再申前戒聖人之慎下如此

陽明病其人多汗以津液外出胃中燥大便必鞕鞕則譫語譫語由便鞕便鞕由胃燥胃燥由汗出津液少層層相因病情顯著小承氣湯主之若一服譫語止更莫復服

陽明病譫語發潮熱脈滑而疾者小承氣主之因滑疾則易下故止用小承氣因與小承氣湯一升腹中轉失氣者更服一升若不轉失氣勿更與之明日不大便脈反微濇者裡虛也爲難治攻之不應是爲難治不可更與承氣也

太陽病若吐若下若發汗後過治微煩小便數大便因鞕者因字當着眼大便之鞕由小便數之所致蓋吐下汗已傷津液而又小便太多故爾微鞕非實邪也小承氣湯和之愈

下利譫語者有燥屎也利而仍譫語邪火不因利而息則必有燥屎蓋燥屎不因下利而去也後醫見利則不復下豈知燥屎之不能自出乎

調胃承氣湯 三

大黃四兩去皮清酒洗 甘草二兩炙 芒硝半升 右三味以水三升先煮大黃甘草取一升去滓內芒硝更上火微煮令沸少少温服之 按芒硝善解結熱之邪大承氣用之解已結之熱邪此方用之以解將結之熱邪其能調胃則全賴甘草也

傷寒脉浮自汗出小便數心煩微惡寒脚攣急反與桂枝湯攻其表此誤也得之便厥咽中乾煩燥吐逆者作甘草乾姜湯與之以復其陽若厥愈足温者更作芍藥甘草湯與之其脚即伸若胃氣不和讝語者少與調胃承氣湯陰陽

錯雜之症多方以救之必有餘邪在胃故少與以和之餘詳雜方條

發汗後惡寒者虛故也。不惡寒但熱者實也。當和胃氣與調胃承氣湯。此必發汗後無他症但見微寒微熱故止作虛實觀否則安知非更有餘邪將復變他症耶

太陽病未解。脈陰陽俱停。脈法無停字疑似沉滯不起即下微字之義寸爲陽尺爲陰先振慄汗出乃解。陰陽爭而復和但陽脈微者先汗出而解。當發其陽但陰脈微者下之而解。當和其陰若欲下之宜調胃承氣湯。按此微字即上停字之意與微弱不同微弱則不當復汗下也

傷寒十三日不解。二候過經讝語者以有熱也當以湯下之

如大小承氣之類若小便利者大便當鞕而反下利脈調和者此言下後之症知醫以丸藥下之非其治也下非誤下之法誤若自下利者脈當微厥今反和者知爲內實也調胃承氣湯主之當下而下非其法餘邪未盡仍宜更下

太陽病過經十餘日心下溫溫欲吐而胸中痛大便反溏腹微滿鬱鬱微煩以上皆類少陽症先其時自極吐下者邪氣乘虛陷入與調胃承氣湯以滌胃邪若不爾者不可與未經吐下則邪在半表半裡不得用下法但欲嘔胸中痛微溏者此非柴胡症以嘔故知極吐下也此段疑有誤字

陽明病不吐不下心煩者（未經吐下而心煩中氣實也）可與調胃承氣湯

太陽病三日發汗不解蒸蒸發熱者屬胃也（外邪已解內熱未清）此湯主之

傷寒吐後腹脹滿者（已吐而胃中仍滿則非上越所能愈復當下行矣）與調胃承氣湯

桃核承氣湯 四

桃仁（五十個去皮尖） 大黃（四兩） 甘草（二兩） 桂枝（二兩） 芒硝（二兩）

右五味以水七升煮取二升半去滓內芒硝更上火微

沸下火先令溫服五合日三服當微利微利則僅通大便不必定下血也

太陽病不解熱結膀胱太陽之邪由經入腑其人如狂血自下下者愈膀胱多氣多血熱甚則血凝而上干心包故神昏而如狂血得熱而行故能自下則邪從血出與陽明之下燥屎同其外不解者尚未可攻外不解而攻之則邪反陷入矣當先解外宜桂枝湯外解已但小腹急結者乃可攻之宜桃核承氣湯小腹急結是蓄血現症。按宜桂枝湯四字從金匱增入

抵當湯五

水蛭熬　䗈蟲去翅足熬各三十六個　大黃三兩酒浸　桃仁去皮尖二十個　右

四味以水五升煑取三升去滓温服一升不下再服

太陽病六七日過經表症仍在脈微而沉向裡反不結胸向下其人發狂者以熱在下焦少腹當鞕滿外症小便自利者內症下血乃愈所以然者以太陽隨經瘀血在裡故也抵當湯主之此亦熱結膀胱之症前桃核承氣乃治瘀血將結之時抵當乃治瘀血已結之後也

太陽病身黃脈沉結少腹鞕小便不利者為無血也以上皆似血症諦因小便不利安知非濕熱不行之故不可斷為有血也小便自利其人如狂者血症諦也並無濕熱而如狂非蓄血而何如此審証無遁形矣抵當湯主之

陽明症其人喜忘者必有蓄血心主血血凝則心氣結而失其官矣蓄不甚故不狂

所以然者本有久瘀血故令喜忘此乃舊病非傷寒特所得者屎雖鞕大便反易血性滑利其色必黑浮血亦有隨便而下者宜抵當湯下之

病人無表裡症發熱七八日過經雖脈浮數者可下之脈雖浮數而無表裡症則其發熱竟屬裡實矣七八日故可下假令已下脈數不解合熱則消穀善飢脈數不解邪本不在大便也消穀善飢蓄血本不在水穀之路故能食至六七日蓄血更久不大便者有瘀血也宜抵當湯其脈數不解而下不止必協熱而便膿血也此指服湯後之變症熱邪不因下而去又動其血則血與便合為一而為便膿血之症又當別有治法。按瘀血又有但欲漱水不欲嚥之症蓋脣口乾燥而腹中不能容水也

抵當丸 六

三者下可有脫語

水蛭熬 蝱蟲去翅足熬各二十個 大黃三兩酒洗 桃仁三十五個去皮尖 右四味，擣分爲四丸，以水一升煮一丸，取七合服，晬時當下血，不下更服。晬一周時也

傷寒有熱，少腹滿，應小便不利，今反利者，爲有血也，當下之，不可餘藥，宜抵當丸。熱而少腹滿，又小便不利，必兼三者，乃爲血證諦，不可餘藥，謂此症須緩下其血，用丸使之徐下

十棗湯七

芫花熬 甘遂 大戟等分 大棗十枚 右三味，各別擣爲散，以水一升半，先煮大棗肥者，取八合，去滓，內藥

末強人服一錢匕羸人服半錢得快○下利後糜粥自養平旦溫服若下少病不除者明日更服

太陽中風下利嘔逆表解者乃可攻之其人漐漐汗出發作○有時頭痛心下痞鞕滿引脅下痛水停也、乾嘔短氣汗出不惡寒者此表解裡未和也不惡寒爲表解以上諸症皆裡不和凡蓄水之症皆如此不特傷寒爲然也十棗湯主之服此湯以下蓄飲

大陷胸湯八

大黃六兩去皮芒硝一升甘遂一錢匕右三味以水六升先煮大黃取二升去滓內芒硝煮一兩沸內甘遂末溫服一

升得快利止後服

太陽病脉浮而動數浮則爲風數則爲熱動則爲痛數則爲虛頭痛發熱微盗汗出而反惡寒者表未解也醫反下之經云病發於陽而反下之熱入因作結胸是也動數變遲正氣誤虛膈內拒痛胃中空虛客氣動膈短氣煩躁心中懊憹陽氣內陷心下因鞕則爲結胸此段明所以致結胸之由及結胸之狀最詳乃因邪在上焦誤下以虛其上焦之氣而邪隨陷入也此症與承氣法迥殊若不結胸但頭汗出餘處無汗劑頸而還小便不利身必發黃也此乃誤下而邪氣不陷入上焦反鬱於皮膚肌肉之間故現此等症

傷寒六七日結胸熱實脉沉而緊心下痛按之石鞕者此段申結

胸之象尤明大陷胸湯主之

傷寒十餘日過經熱結在裡復往來寒熱者與大柴胡湯但結胸無大熱者此爲水結在胸脇也結胸本無他物氣與水所停也但頭汗出者熱結在上大陷胸湯主之

太陽病重發汗而復下之不大便五六日舌上燥而渴胸有蓄飲日晡所小有潮熱從心上至少腹鞕滿而痛不可近者已汗下而大痛如此知非有物之實邪矣前云膈內拒痛又云心下石鞕專指上焦說此云從心上至少腹鞕滿痛則上下皆痛其根總由心上而起與承氣症自殊大陷胸湯主之

傷寒五六日嘔而發熱者柴胡湯證具而以他藥下之誤治

柴胡證仍在者復與柴胡湯此雖已下之不爲逆必蒸蒸而振却發熱汗出而解邪向裡而更虛故汗出爲難若心下滿而鞕痛者此湯主之

大陷胸丸九

大黃半斤 葶藶子熬，半升 芒硝 杏仁各半升去皮尖熬黑 右四味擣篩二味內杏仁芒硝合研如脂和散取如彈丸一枚別擣甘遂末一錢匕白蜜二合水二升煮取一升溫頓服之一宿乃下如不下更服取下爲效

病發於陽而反下之熱入因作結胸病發於陰而反下之

熱入因作痞此明所以致結胸與痞之故發熱惡寒之症則熱入於陽位而作結胸無熱惡寒之症則熱入於陰位而作痞故治結胸用寒劑治痞用溫劑也所以成結胸者以下之太早故也二病未嘗不可下但各有其時不可過早耳

結胸者項亦強如柔痓狀此陷胸之外症下之則和宜大陷胸丸

小陷胸湯十六

黃連一兩 半夏半升湯洗 括蔞實大者一枚 右三味以水六升先煮括蔞取三升去滓內諸藥煮二升去滓分溫三服一服未和再服微解下黃涎便安也按大承氣所下者燥屎大陷胸所下者蓄水此所下者爲黃涎涎者輕於蓄水而未成水者也審宥之精用藥之切如此

小結胸病，正在心下，按之則痛，上不至心下不及少腹必按之方痛非不按亦痛不可近手與大陷胸症迥別脈浮滑者，不若大陷胸症之沉緊其邪未入深也小陷胸湯主之。

白散十一

桔梗　貝母各三分古法二錢五分為一分　巴豆一分去皮心熬黑研如脂

右三味為散，內巴豆，更於臼中杵之，以白飲和服，強人服半錢七，分秤約重三分羸者減之。病在膈上必吐，在膈下必利。不利，進熱粥一盃；利過不止，進冷粥一盃。巴豆得熱則行得冷則止身熱皮粟不解，畏冷起寒粟欲引衣自覆者，若以水潠之洗之，益令熱劫不得出，當汗而不汗則煩。假令汗出已，腹中

痛與芍藥三兩如上法

寒實結胸結胸皆係熱陷之症此云寒實乃水氣寒冷所結之痰飲也無熱症者與三物小陷胸湯白散亦可用按活人書云與三物白散無小陷胸湯亦可用七字蓋小陷胸寒劑非無熱之所宜也

麻仁丸十二即小承氣加芍藥二仁也

麻子仁二升芍藥枳實各半升大黃厚朴杏仁各一升去皮尖熬別研作脂右六味為末煉蜜和丸如梧桐子大飲服十丸漸加以知為度

趺陽脈浮而濇浮則胃氣強陽盛濇則小便數陰不足浮濇相

搏大便則難其脾為約此即論中所云太陽陽明者脾約是也麻仁丸主之太陽正傳陽明不復再傳故可以緩法治之

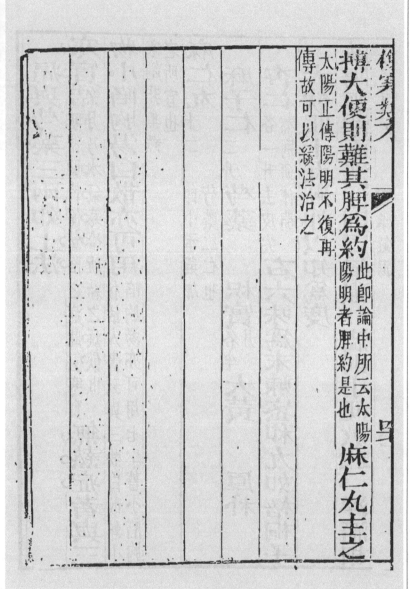

瀉心湯類七

生薑瀉心湯一

生薑四兩 甘草炙 人參 黃芩各三兩 半夏半升 黃連 乾薑各一兩 大棗十二枚 右八味，以水一斗，煮取六升，去滓，煎取三升，溫服一升，日三服。

傷寒汗出，解之後，胃中不和，心下痞鞕，乾噫食臭，脅下有水氣，腹中雷鳴下利者，生薑瀉心湯主之。汗後而邪未盡，必有留飲在心下。其症甚雜，而方中諸藥，一一對症。內中又有一藥治兩症者，亦有兩藥合治一症者，錯綜變化，攻補兼施，寒熱互用，皆本《內經》立方諸法。其藥性又有與《神農本草》所載無處不合。學者能於此等方講求其理，而推廣之，則操縱在

我矣。凡瀉心諸法皆已汗已下已吐之餘疾

甘草瀉心湯二　即生姜瀉心湯去人參生姜加甘草一兩

甘草四兩炙　黃芩　乾姜各三兩　半夏半升　黃連一兩

大棗十二枚　右六味以水一斗煮取六升去渣再煎取三升溫服一升日三服。

傷寒中風。醫反下之。其人下利。日數十行穀不化腹中雷鳴心下痞。鞕而滿乾嘔心煩不得安醫見心下痞謂病不盡。復下之其痞。益甚。此非熱結但以胃中虛。兩次誤下故用甘草以補胃而痞自除。俗醫以甘草滿中為痞嘔禁用之藥蓋不知虛實之義者也客氣上逆故使鞕也

甘草瀉心湯主之

半夏瀉心湯三

半夏半升 黄芩 乾姜 甘草炙 人參各三兩

黄連一兩 大棗十二枚 右七味以水一斗煮取六升去渣

再煎取三升溫服一升日三服

傷寒五六日嘔而發熱者柴胡湯症具而以他藥下之柴胡証仍在者復與柴胡湯此雖已下之不爲逆必蒸蒸而振却發熱汗出而解本症仍在則即用本方治之若心滿而不痛者此爲痞又指不痛二字痞症尤的柴胡不中與之宜半夏瀉心湯以上三瀉心之

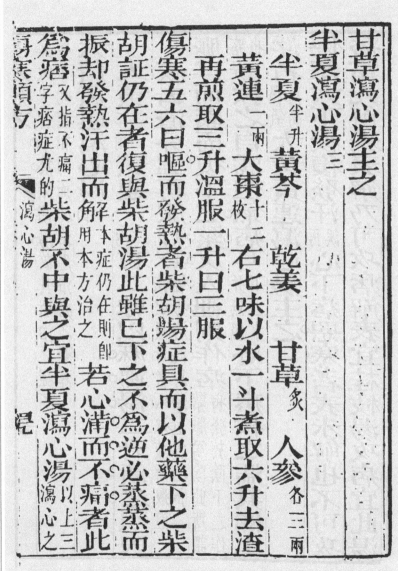

藥大半皆本於柴胡湯故其所治之症多與柴胡症相同而加治虛治痞之藥耳

大黃黃連瀉心湯四

大黃二兩　黃連一兩　右二味以麻沸湯二升漬之須臾絞去渣分溫再服此又法之最奇者不取煎而取泡欲其輕揚清淡以滌上焦之邪

脈浮而緊而復下之緊反入裏則作痞緊脈爲陰此所謂病發於陰下之作痞是也按之自濡但氣痞耳并無膈下之水心下痞按之濡其關上浮者邪氣甚高大黃黃連瀉心湯主之

傷寒大下後復發汗再誤心下痞惡寒者表未解也不可攻痞當先解表表解乃可攻痞解表宜桂枝湯攻痞宜此湯

詳見前桂枝類中

附子瀉心湯五

大黄二兩酒浸 黄連炒 黄芩炒各一兩 附子一枚去皮別煮取汁 右四味切三味以麻沸湯二升漬之須臾絞去滓内附子汁分溫再服 此法更精附子用煎三味用泡扶陽欲其熟而性重開痞欲其生而性輕也

心下痞而復惡寒汗出者附子瀉心湯主之 此條不過二語而妙理無窮前條發汗之後惡寒則用桂枝此條汗出惡寒則用附子蓋發汗之後汗已止而猶惡寒乃表邪未盡故先用桂枝以去表邪此惡寒而仍汗出則亡陽在即故加入附子以回陽氣又彼先後分二方此併一方者何也蓋彼有表復有裡此則祗有裡病故有分有合也

黄連湯六 即半夏瀉心湯去黄芩加桂枝

黄連　甘草炙　乾姜　桂枝去皮各三兩　人參二兩

半夏半升　大棗十二枚　右七味，以水一斗，煮取六升，去滓，

温服一升，日三夜二服。治上焦之病，故服藥宜少而數。

傷寒胸中有熱，胃中有邪氣，腹中痛，欲嘔吐者，黄連湯主

之。諸瀉心之法，皆治心胃之間寒熱不調，全屬裡症。此方以黄芩易桂枝，去瀉心之名而曰黄連湯，乃表邪尚有一分未盡，胃中邪氣尚當外達，故加桂枝一味以和表裡，則意無不到矣。

黄芩湯七

黄芩三兩　甘草炙　芍藥各二兩　大棗十二枚　右四味，以水

一斗煮取三升去滓溫服一升日再夜一服

黃芩加半夏生姜湯八

黃芩三兩　甘草炙　芍藥各二兩　半夏半升　生姜三兩

大棗十二枚　右六味以水一斗煮取三升去滓溫服一升日再夜一服

太陽與少陽合病自下利者與黃芩湯若嘔者黃芩加半夏生姜湯主之下利即專於治利不雜以風寒表藥此亦急當救裡之義若嘔亦即兼以止嘔之藥總之見症施治服藥後而本症愈復見他症則仍見症施治可推而知也

乾姜黃連黃芩人參湯九

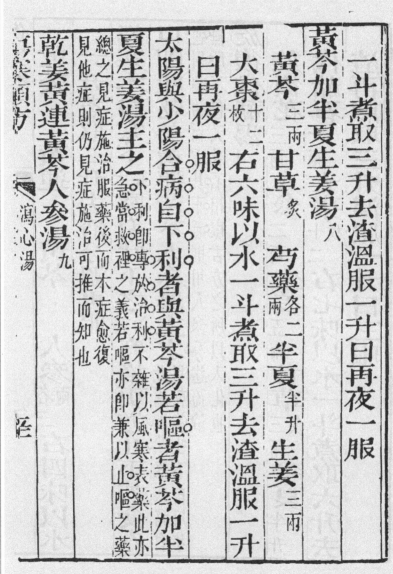

乾姜　黃連　黃芩　人參各三兩　右四味以水六升煮取二升去滓分溫再服

傷寒本自寒下本症醫復吐下之誤治寒格更逆吐下若食入口即吐乾姜黃連黃芩人參湯主之此屬厥陰條寒格自用乾姜吐下自用芩連因誤治而虛其正氣則用人參分途而治無所不包又各不相礙古方之所以入化也

旋復代赭湯十

旋復花三兩　人參二兩　生姜五兩　甘草三兩炙　半夏半升　代赭石一兩　大棗十二枚　右七味以水一斗煮取六升去滓再煎取三升溫服一升日三服

傷寒發汗若吐若下解後病久治多未必皆屬誤治心下痞鞕噫氣不除靈樞口問篇云寒氣客於胃厥逆從下上散復出於胃故爲噫俗名噯氣皆陰陽不和於中之故。旋復代赭湯主之此乃病已向愈中有留邪在於心胃之間與前諸瀉心法大約相近本草云旋復治結氣脇下滿代赭治腹中邪毒氣加此二物以治噫餘則散痞補虛之法也

厚朴生姜甘草半夏人參湯十一

厚朴半觔炙去皮　生姜　半夏各半觔　甘草二兩　人參一兩

右五味以水一斗煮取三升去滓溫服一升日三服

發汗後腹脹滿者此湯主之發汗後則邪氣已去而猶腹脹滿乃虛邪入腹故以厚朴除脹滿餘則補虛助胃也

白虎湯類八

白虎湯一

知母六兩 石膏一斤 甘草二兩炙 粳米六合 右四味以水一斗煮米熟湯成火候去滓溫服一升日三服

傷寒脈浮滑此表有熱裏有寒此寒熱二字必倒誤乃表有寒裏有熱也觀下條脈滑而厥者裡有熱也鑿鑿可證活人書作表裏有熱亦未穩白虎湯主之

傷寒脈滑而厥者熱厥裏有熱也白虎湯主之

三陽合病腹滿身重難以轉側口不仁而面垢譫語遺尿以上皆陽明熱症之在經者以三陽統於陽明也但身重腹滿則似風濕宜用朮附面垢譫語則似胃實宜用承氣

此處一惑生死立判如何辨别全在參觀脈症使有顯據方不誤投發汗則譫語陽從此越下之則額上生汗手足逆冷陰從此脫若自汗者白虎湯主之自汗則熱氣盛於經非石膏不治○按亡陽之症有二下焦之陽虛飛越於外而欲上脫則用參附等藥以回之上焦之陽盛逼陰於外而欲上洩則用石膏以收之同一亡陽而治法迥殊細審之自明否則生死立判

白虎加人參湯二

白虎湯原方加人參三兩 煮服同前法

服桂枝湯大汗出後大煩渴不解脈洪大者此湯主之煩渴不解因汗多而胃液乾枯邪雖去而陽明之火獨熾故用此以生津止汗息火解煩汗後諸變不同總宜隨症用藥

傷寒若吐若下後前汗後此吐下後七八日不解熱結在裏表裏

俱。熱。此四字爲白虎對症時時惡風表邪未盡大渴舌上乾燥而煩欲飲水數升者胃液已盡不在經不在腑亦非若承氣症之有實邪因胃口津液枯竭內火如焚欲引水自救故其象如此此與熱邪在腑者迥別此湯主之

傷寒無大熱內熱口燥渴心煩背微惡寒者此亦虛燥之症微惡寒謂雖惡寒而甚微又周身不寒寒獨在背知外邪已解若大惡寒則不得用此湯矣此湯主之

傷寒脈浮發熱無汗無汗二字最爲白虎所忌其表不解者惡寒不可與白虎湯渴欲飲水無表症者不惡寒白虎加人參湯主之白虎加參湯大段治汗吐下之後邪已去而有留熱在於陽明又因胃液乾枯故用之以生津解熱若更虛羸則爲竹葉石羔湯症矣。壯火食氣此方瀉火即所以生氣也

竹葉石膏湯三

竹葉二把　石膏一斤　半夏半升　人參三兩　麥門冬一升　甘草二兩　粳米半升

右七味，以水一斗，煮取六升，去滓，內粳米，煮米熟湯成，又一煮法去米，溫服一升，日三服。

傷寒解後，虛羸少氣，人參麥冬氣逆欲吐者，半夏竹葉竹葉石膏湯主之。此仲景先生治傷寒愈後調養之方也。其法專於滋養肺胃之陰氣，以復津液。蓋傷寒雖六經傳遍，而汗吐下三者皆肺胃當之。又《內經》云：人之傷於寒也，則為病熱。故滋養肺胃，岐黃以至仲景不易之法也。後之庸醫則用溫熱之藥，峻補脾腎，而千聖相傳之精義消亡盡矣。

五苓散類九

五苓散一

猪苓十八銖去皮　澤瀉一兩六銖　白朮十八銖　茯苓十八銖　桂枝半兩去皮

右五味為末，以白飲和服方寸匕，日三服，多飲煖水，汗出愈。服散，取其停留胸中；多飲煖水，取其氣散營衛。

太陽病，發汗後，大汗出，胃中乾，煩燥不得眠，欲得飲水者，少少與飲之，令胃氣和則愈。若脈浮，小便不利，微熱消渴者，與五苓散主之。胃中乾而欲飲，此無水也，與水則愈；小便不利而欲飲，此蓄水也，利水則愈。同一渴而治法不同，蓋由同一渴而渴之象及渴之餘症亦各不同也。

發汗已脈浮數煩渴者五苓散主之汗不盡則有留飲

中風發熱六七日不解而煩有表裡症渴欲飲水水入則吐者名曰水逆胸中有水則不能容水矣五苓散主之桂枝治表餘四味治裏多飲煖水汗出愈表裏俱到

本以下之故心下痞與瀉心湯痞不解其人渴而口燥煩小便不利者五苓散主之治痞而痞不解反渴則為水停心下之故非痞也

太陽病寸緩關浮尺弱皆為虛象其人發熱汗出復惡寒不嘔但心下痞者此以醫下之也誤治如其不下者病人不惡寒而渴者此轉屬陽明也此屬實邪小便數者大便必鞕不更衣

十曰無所苦也渴欲飲水者少少與之但以法救之（隨症施治）

（不執一端）渴者與五苓散（如其渴不止五苓散亦一法也）

霍亂頭痛發熱身疼痛熱多欲飲水者五苓散主之（此亦表裏同治之法）

猪苓湯二

猪苓（去皮）　茯苓　澤瀉　滑石（碎）　阿膠（各一兩）　右五味以水四升先煮四味取二升去滓內阿膠烊消溫服七合日三

陽明病若脈浮發熱渴欲飲水小便不利者猪苓湯主之

此陽明之渴故與五苓相近而獨去桂枝恐助陽也論中又云陽明汗多而渴不可與猪苓湯以胃中燥不可更利其小便也

少陰病下利六七日欬而嘔渴心煩不得眠者此湯主之

此亦熱邪傳少陰之症蓋少陰口燥口乾有大承氣急下之法今止嘔渴則熱邪尚輕故用此方使熱邪從小便出其路尤近也

文蛤散三

文蛤五兩　右一味爲散以沸湯和一方寸匕服湯用五合

病在陽應以汗解之反以冷水潠之若灌之其熱被刼不

得去彌更益煩肉上粟起寒在肉中意欲飲水反不渴者服文蛤散此熱結在皮膚肌肉之中不在胃口故欲飲而不渴文蛤取其鹹堅逐水若不差者與五苓散不應則表裡同治

茯苓甘草湯四

茯苓二兩　桂枝二兩去皮　甘草一兩炙　生姜三兩　右四味以水四升煮取二升分溫三服

傷寒汗出而渴者五苓散主之桂枝止汗餘四味止渴不渴者茯苓甘草湯主之此方之義從未有能詮釋者蓋汗出之後而渴不止與五苓人所易知也乃汗出之後並無渴症又未指明別有何症忽無端而與茯苓甘草湯此意何居要知此處汗出二字乃發汗後汗出不止也汗出

不止則亡陽在即當與以真武湯其稍輕者當與以茯苓桂枝白朮甘草湯更輕者則與以此湯何以知之以三方同用茯苓知之蓋汗大漏必引腎水上泛非茯苓不能鎮之故真武則佐以附子回陽此二方則以桂枝甘草斂汗而茯苓則皆以為主藥此方之義不了然乎觀下條心悸治法益明

傷寒厥而心下悸者宜先治水水犯心則悸當服茯苓甘草湯本草茯苓治心下結痛恐悸却治其厥不爾水漬入胃必作利也

四逆湯類十

四逆湯一

甘草二兩炙 乾姜一兩半 附子一枚生用去皮破八片 右三味以水三升煮取一升二合去滓分溫再服强人可大附子一枚常人則取中者小者可知乾姜三兩按方名四逆必以之治厥逆論云厥者陰陽氣不順接手足逆冷是也凡論中言脈沉微遲弱者則厥冷不待言而可知此方溫中散寒故附子用生者四逆理中皆溫熱之劑而四逆一類總不離乾姜以通陽也治宜下焦理中一類總不離白朮以守中也治宜中焦餘藥皆相同而功用迥別

傷寒脈浮自汗出小便數心煩微惡寒脚攣急反與桂枝

湯攻其表此誤也得之便厥咽中乾煩燥吐逆者作甘草乾姜湯與之以復其陽若厥愈足温者更作芍藥甘草湯與之其脚即伸若胃氣不和讝語者少與調胃承氣湯（以上義詳雜方條內）若重發汗復加燒針者四逆湯主之（陰陽兩虛之後又復竭其陽非此湯不能挽回陽氣）

傷寒醫下之續得下利清穀不止身疼痛者急當救裏後身疼痛清便自調者急當救表救裏宜四逆湯救表宜桂枝湯（說詳前桂枝條內）

病發熱頭疼（此乃表邪）脈反沉（見裡脈）若不差身體疼痛當救其

裏宜四逆湯身體疼痛陰。陽。二症。皆。有。之今脈沉而疼痛雖發熱亦是裏寒外熱之症故用四逆

脈浮而遲表熱浮裏寒遲下利清穀者四逆湯主之

自利不渴者屬太陰以其藏有寒故也明所以不渴之故當溫之

宜四逆輩有寒則不渴則知渴者皆當作熱治不曰四逆湯而曰四逆輩凡溫熱之劑皆可選用

少陰病脈沉者急溫之病與脈相合則溫不可遲宜四逆湯

少陰病飲食入口則吐心中溫溫欲吐復不能吐此二句指不食之時言此與少陽之嘔當有分別宜以他症驗之始得之手足寒脈弦遲者此胸

中實始得言病方起脈弦則有力故知為實不可下也欲吐則病在上焉下之為逆當吐

之在上者因而越之此少陰宜吐之法若膈上有寒飲乾嘔者乾嘔無物則知其為飲矣

不可吐也。當溫之。寒飲無實物，溫之則寒散而飲亦去矣。凡治飲皆用溫法。宜四逆湯。

大汗出，熱不去，內拘急，四肢疼，以上皆外症，其疼亦屬陰疼。又下利清穀。厥逆而惡寒者，三者皆虛寒內症。四逆湯主之。按此條諸症皆屬陰寒，固爲易辨。惟熱不去三字，則安知非表邪未盡？即惡寒亦安知非太陽未罷之惡寒？惟下利厥逆，則所謂急當救裏，不論其有表無表，而扶陽不可緩矣。

大汗若大下利而厥冷者，四逆湯主之。汗下後而厥冷，則虛寒極矣。

嘔而脈弱，小便復利，身有微熱，見厥者，難治。亦外熱內虛寒之故。四逆湯主之。

吐利汗出，發熱惡寒，四肢拘急，手足厥冷者，四逆湯主之。

既吐且利，小便復利，而大汗出，下利清穀，內寒外熱，脈微欲絕者，四逆湯主之。以上五條皆係汗下之後陽氣大虛，故雖外有微熱，而總以扶陽爲急。大小便俱利，則內陽亦盡矣，不僅手足逆冷爲陽微之驗也。

四逆加人參湯 二

四逆湯原方加人參一兩，煎服法同。

惡寒脈微而復利，利止，亡血也。按：亡陰即爲亡血，不必真脫血也。成無己註引《金匱玉函》曰：水竭則無血。謂利止則津液內竭。四逆加人參湯主之。加參以生津液。

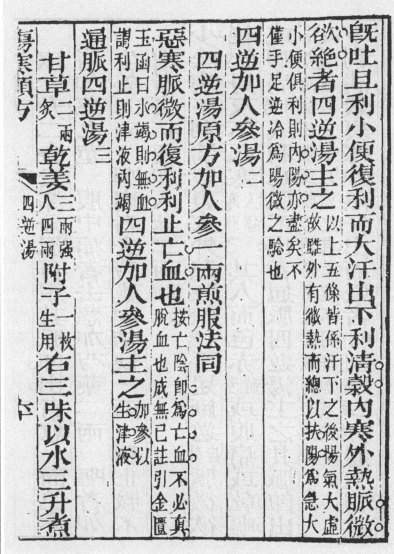

通脈四逆湯 三

甘草二兩，炙　乾姜三兩，強人四兩　附子一枚，生用　右三味，以水三升，煮取一升二合去滓分溫再服其脈即出者愈。面色赤者加葱九莖。腹中痛者去葱加芍藥二兩。嘔者加生姜二兩。咽痛者去芍藥加桔梗一兩。利止脈不出者去桔梗加人參二兩補益津液

少陰病下利清穀裏寒外熱寒逼陽於外手足厥逆外症脈微欲絕內症身反不惡寒寒邪已入裡其人面色赤陽越或腹痛或乾嘔或咽痛陽升或利止脈不出者通脈四逆湯主之其脈即出者愈諸症或陽或陰乃閉塞不通之故用辛溫通陽之品以治之其兼症不同詳加減法

下利清穀裏寒外熱汗出而厥者汗出而厥陽有立亡之象通脈四逆

湯主之

通脈四逆加猪胆汁湯内

通脈四逆原方加猪胆汁半合煎如前法煎成內猪胆汁溫服其脈即出。猪胆汁苦滑之極引藥直達下焦

吐已下斷利止也汗出而厥四肢拘急不解脈微欲絕者通脈四逆加猪胆汁湯主之

乾姜附子湯五

乾姜一兩　附子一枚生用去皮切八片　右二味以水三升煮取一升去渣頓服

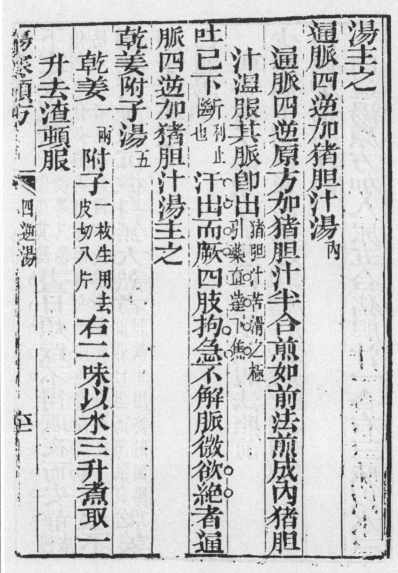

下之後復發汗先竭其陰後竭其陽晝日煩躁不得眠夜而安靜陽虛有二症有喜陽者有畏陽者大抵陰亦虛者畏陽陰不虛者喜陽此因下後陰亦虛故反畏陽也不嘔不渴無表証脉沉微身無大熱者此邪已退而陽氣衰弱故止用姜附回陽乾姜附子湯主之

白通湯 六

乾姜附子湯原方加葱白四莖煎服法照前

少陰病下利白通湯主之此專治少陰之利用葱白所以通少陰之陽氣

白通加猪胆汁湯 七

白通湯原方加人尿五合猪胆汁一合右三味以水三

升煑取一升去滓內胆汁人尿和令相得分溫再服無胆汁亦可

少陰下利脉微者與白通湯利不止厥逆無脉乾嘔煩者無脉厥逆嘔而且煩則上下俱不通陰陽相格故加猪胆人尿引陽藥達於至陰而通之內經所云反佐以取之是也白通加猪胆汁湯主之服湯脉暴出者死微續者生暴出乃藥力所迫藥力盡則氣仍絕微續乃正氣自復故可生也。少陰篇云少陰病下利不止惡寒而踡臥手足溫者可治則又當以手足之溫驗其陽之有無也。前云其脉即出者愈此云暴出者死蓋暴出與即出不同暴出一時出盡即出言服藥後少傾即出即徐徐微續也須善會之

茯苓四逆湯 八

茯苓四兩一本作六兩 人參一兩 附子一枚生用 甘草二兩炙 乾薑一兩半

右五味以水五升煮取三升去滓温服七合日三服。

發汗若下之病仍不解煩躁者。此陽氣不攝而煩所謂陰煩也然亦必參以他症方不誤認為梔子湯症茯苓四逆湯主之。本草茯苓治逆氣煩滿

四逆散九

甘草炙 枳實 柴胡 芍藥 右四味各十分擣篩白飲和服方寸匕日三服 欬者加五味子乾薑各五分并主下利 悸者加桂枝五分 小便不利者加茯苓五分 腹中痛者加附子一枚炮令拆 泄利

下重者先以水五升煮薤白取三升去滓以散方寸七

内湯中煮取一升半分温再服别録薤白主温中散結

少陰病四逆其人或欬或悸或小便不利或腹中痛或泄

利下重者此乃少陰傳經之熱邪並無脈微惡寒等陰症即下利一端並非清穀而反下重故不得用温熱

四逆散主之疏邪通氣同名四逆與[illegible]諸法迺殊諸兼症皆在加减中

當歸四逆湯十

當歸　桂枝　芍藥　細辛各三兩　甘草

通草各二兩　大棗二十五枚　右七味以水八升煮取三升温服

一升日三服

當歸四逆加吳茱萸生姜湯十一

當歸　甘草　通草各二兩　芍藥　桂枝

細辛各三兩　大棗二十五枚　吳茱萸二升　生姜半斤　右九味以

水六升。清酒。六升和煮取五升去滓分溫五服

手足厥寒脈細欲絕者當歸四逆湯主之此四逆乃太陽傳經之邪而表症猶未罷因陽氣已虛故用桂枝湯加當歸和血細辛通散以和表裏之陽也若其人內有久寒者宜當歸四逆加吳茱萸生姜湯主之內有久寒指平素言必從問而得之或另有現症乃爲可據吳茱萸溫中散寒其性燥烈○按前四逆諸法皆主於溫此二方則溫中兼通陽和陰之法

下利脈大者虛也凡症虛而脈反大者皆元氣不固也以其強下之故也推半

所以致虛之故設脈浮革辨脈法篇云脈弦而大弦則爲減大則爲芤減則爲寒芤則爲虛虛寒相搏此名爲革因而腸鳴者腸鳴亦氣不通和之故屬當歸四逆湯主之

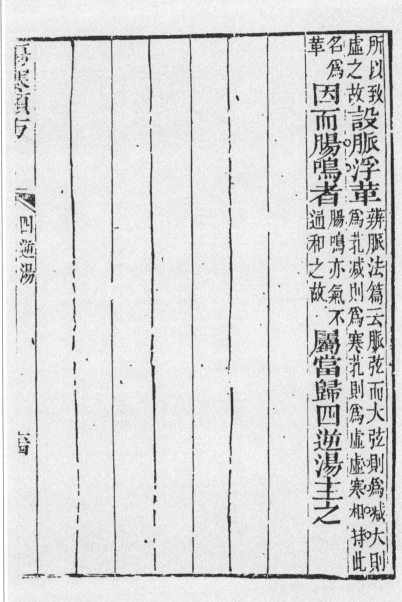

傷寒類方

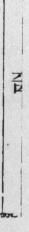

理中湯類十一

理中丸一

人參　甘草　白朮　乾姜各三兩　右四味搗篩爲末蜜和爲丸如雞子黃大以沸湯數合和一丸研碎溫服之日三四服夜二服腹中未熱益至三四丸然不及湯理中丸與湯本屬一方　方法以四物依兩數切用水八升煮取三升去渣溫服一升日三服急則用湯　若臍上築者腎氣動也去朮加桂四兩即欲作奔豚桂枝加桂之法　吐多者去朮加生姜二兩有乾姜而復加生姜知乾姜不治嘔也　下多者還用朮朮能止利　悸者

加茯苓二兩（悸為心下有水，故用茯苓。）渴欲飲水者，加朮，足前成四兩半。（消飲生津。）腹中痛者，加人參，足前成四兩半。（此痛因氣不足之故。《別錄》云：人參治心腹鼓痛。）寒者，加乾薑，足前成四兩半。腹滿者，去朮，加附子一枚。（此腹滿乃陽氣不充之故。）服湯後，如食頃，飲熱粥一升許，微自溫，勿揭衣被。（桂枝湯之飲熱粥，欲其助藥力以外散；此飲熱粥，欲其助藥力以內溫。）

霍亂，頭痛發熱，身疼痛，（論中又云：嘔吐而利，名曰霍亂。又云：頭痛則身疼，惡寒吐利，名曰霍亂。合觀之，則霍亂之症始備。蓋亦傷寒之類，後人以暑月之吐利當之，而亦用理中，更造為大順散者，皆無稽之論也。）熱多欲飲水者，五苓散主之。（此熱勝寒之霍亂。）寒多不用水者理中湯主之此寒勝熱之霍亂○按霍亂之症皆由寒熱之氣不和陰陽拒格上下不通水火不濟之所致吐利所以分其清濁理中所以壯其陽氣皆中焦之治法也

大病差後喜唾○胃液不藏兼有寒飲久不了了○胃上有寒○當以丸藥理之當緩治之宜理中丸

眞武湯二

茯苓　芍藥　生姜各三兩　白朮二兩　附子一枚炮　右五味以水八升煮取三升去渣溫服七合日三服　若欬者加五味子半升細辛乾姜各一兩　若小便利者去茯苓　若下利者去芍藥加乾姜二兩此即下利清穀之類故去

芍藥加乾姜若熱利則芍藥又爲要藥也須審之若嘔者去附子加生姜足前成半斤

太陽病發汗汗出不解太陽病乃桂枝症也其發汗當取微似汗則衛氣泄而不傷營若發汗太過動其營血大汗雖出而衛邪反內伏所以病仍不解觀前桂枝湯條下服法可推而知也其人仍發熱表邪仍在心下悸下焦腎水因心液不足隨陽而上犯頭眩身瞤動振振欲擗地者陰氣洩則虛浮無依着真武湯主之此方鎮伏腎水挽回陽氣

少陰病二三日不已至四五日腹痛小便不利四肢沉重疼痛自下利者以上濕邪之症此爲有水氣水亦濕也其人或咳或小便利或下利或嘔者此四症或有或無方中加減法俱詳真武湯主之此方因痰

汗不合法上焦之津液乾沽腎水上救以此鎮腎氣治亡水不專爲汗多亡陽而設治亡陽之方諸四逆湯乃正法也

附子湯三

附子二枚炮　茯苓三兩　人參二兩　白朮四兩　芍藥三兩

右五味以水八升煮取三升去滓温服一升日三服

少陰病得之一二日口中和寒邪已微其背惡寒者當灸之背但惡寒則寒邪聚於一處故用灸法。按白虎加人參湯亦有背微惡寒之症乃彼用寒凉此用温熱何也蓋惡寒既有微甚之不同而其相反處全在口中和與口燥渴之迥別故欲知裡症之寒熱全在渴不渴辨之此傷寒之要訣也附子湯主之此乃病已向愈正氣虚而餘寒尚存之証也

少陰病身體疼手足寒骨節痛脈沉者附子湯主之此亦虛寒餘症

甘草附子湯四

甘草二兩炙 白朮二兩 桂枝四兩 附子二枚炮 右四味以水六升煮取三升去滓溫服一升日三服初服得微汗則解即服桂枝湯論中所云風濕發汗汗大出者但風氣去濕氣在是故不愈也治風濕者發其汗但微微似欲出汗者風濕俱去也能食汗出復煩者尚有餘邪鬱而未盡服五合恐一升多者服六七合爲始此言初服之始

風濕相搏骨節疼煩掣痛不得屈伸近之則痛劇汗出短

氣小便不利惡風不欲去衣或身微腫者此湯主之此段形容風濕之狀病情略備

桂枝附子湯五

桂枝四兩 附子三枚泡去皮切八片 甘草二兩 生姜三兩 大棗十二枚

右五味以水六升煮取二升去滓分溫三服按此即桂枝去芍藥加附子湯但彼桂枝用三兩附子用一枚以治下後脈促胸滿之症此桂枝加一兩附子加二枚以治風濕身疼脈浮濇之症一方而治病迥殊方名亦異彼編入桂枝湯類此編入理中湯類細思之各當其理分兩之不可忽如此義亦精矣後人何得以古方輕於加減也

桂枝附子去桂加白术湯六

白朮四兩 甘草二兩 附子三枚炮 生薑三兩 大棗十二枚 右五味，以水六升，煮取二升，去滓，分溫三服。初服，其人身如痺，半日許復服之，三服盡，其人如冒狀，勿怪。此以附术併走皮內，逐水氣，附术併力則逐水之功愈矣 未得除，故使之耳。法當加桂四兩。此即前桂枝附子湯 此本一方二法，以大便鞕、小便自利，去桂也；以大便不鞕、小便不利，當加桂。觀此條知桂枝能逐小便，故五苓散用之 附子三枚恐多也，虛弱家及產婦宜減服之。附子能刼陰氣

傷寒八九日，風濕相搏，身體疼煩，不能自轉側，濕則身重 不嘔

止[邪陷入裡]心下痞鞕[邪在上焦猶屬半表]表[宜桂枝]裏[宜餘四味]不解桂枝人參湯主之[此必數下之後而現虛症故雖協熱而仍用溫補]

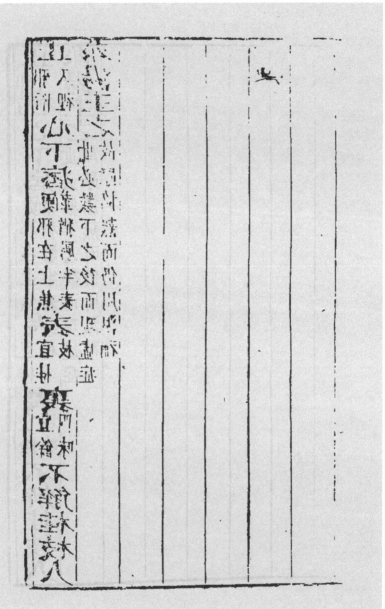

不渴濕兼寒而脈虛浮而濇者內外之陽俱虛桂枝附子湯主之若其人大便鞕小便自利者去桂加白朮湯主之白朮生腸胃之津液

茯苓桂枝白朮甘草湯七

茯苓四兩　桂枝三兩去皮　白朮　甘草各二兩炙　右四味以水六升煮取三升去滓分溫三服

傷寒若吐若下後心下逆滿氣上衝胸起則頭眩脈沉緊發汗則動經身爲振振搖者此湯主之此亦陽虛而動腎水之症即真武症之輕者故其法亦仿真武之意

芍藥甘草附子湯八

理中湯

芍藥 甘草各三兩 附子一枚炮去皮破八片 右三味以水五升煮取一升五合去滓分溫三服

發汗病不解反惡寒者虛故也此湯主之甘草附子加芍藥即有和陰之意亦邪之甚輕者

桂枝人參湯九

桂枝四兩 甘草四兩炙 白朮 人參 乾姜各三兩 右五味以水九升先煮四味取五升內桂更煮取三升桂獨後煮欲其於治裡症藥中越出於表以散其邪也去滓溫服一升日再夜一服

太陽病外症未除而數下之下之太早又多遂協熱而利利下不

雜法方類十二

赤石脂禹餘糧湯一　論中有汗家重發汗必恍惚心亂小便已陰疼與禹餘糧丸疑即此爲丸

赤石脂　禹餘糧各一斤　右二味以水六升煮取二升去滓分温三服二石同煎方中絕少

傷寒服湯藥下利不止心下痞鞕服瀉心湯已復以他藥下之利不止一誤再誤醫以理中與之利益甚理中者理中焦也此利在下焦下藥太過則大腸受傷赤石脂禹餘糧湯主之以濟治脫復利不止當利其小便分其清濁則便自堅

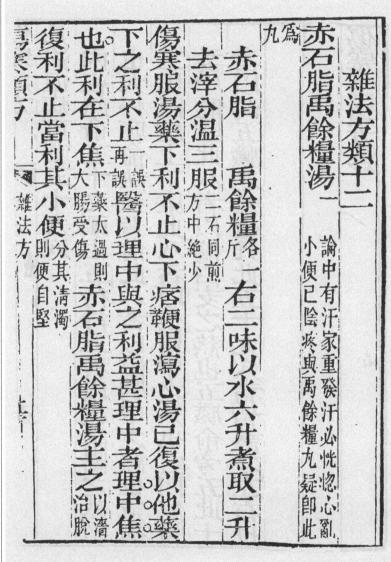

凡治温病可刺五十九穴

內經熱俞五十九頭上五行行五者以越諸陽之熱逆也大杼膺俞缺盆背俞此八者以瀉胸中之熱也氣衝三里巨虛上下廉此八者以瀉胃中之熱也雲門髃骨委中髓空此八者以瀉四支之熱也五臟俞旁五此十者以瀉五臟之熱也凡此五十九穴者皆熱之左右也

傷寒論類方終

底本原缺一頁

炙甘草湯二 又名復脈湯

甘草四兩炙 生姜三兩 人參二兩 生地黃一斤 桂枝三兩 麥門冬半斤 阿膠二兩 麻仁半斤 大棗三十枚 右九味以清酒七升水八升先煮八味取三升去滓內膠烊消盡溫服一升日三服

傷寒脈結代。脈來緩而時一止。復來曰結脈來動而中止不能自還因而復動曰代幾動一息亦曰代皆氣血兩虛而經隧不通陰陽不交之故心動悸。心主脈脈之止息皆心氣不寧之故炙甘草湯主之也。此治傷寒邪盡之後氣血兩虛之主方活人書云陰盛則結陽盛則促

甘草乾姜湯三

甘草四兩炙　乾姜二兩炮　右二味以水三升煑取一升五合

去滓分温再服

芍藥甘草湯四

芍藥四兩　甘草四兩　右二味以水三升煑取一升五合

去滓分温再服

傷寒脈浮自汗出小便數心煩微惡寒以上俱似桂枝症脚攣急裏虚之象只此一症決非桂枝症矣凡辨症必於獨異處着眼反與桂枝湯欲攻其表此誤也得之便厥咽中乾煩燥吐逆者有陽越之象作甘草乾姜湯與之以復其陽若厥愈足温者更作芍藥甘草湯與之

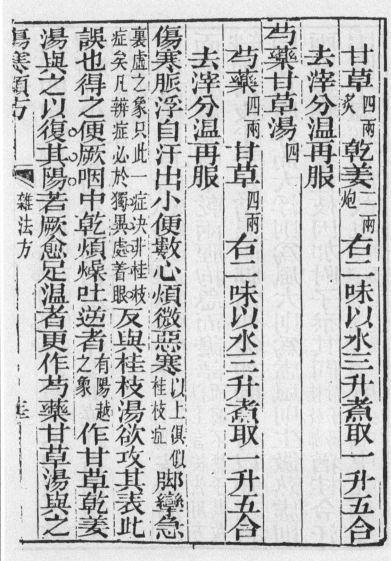

其脚即伸此湯乃純陰之劑以復其陰也陰陽兩和而脚伸矣若胃氣不和譫語者留邪在中焦少與調胃承氣湯若重發汗復加燒針者四逆湯主之詳見四逆湯條下

問曰證象陽旦活人書云桂枝湯加黃芩曰陽旦成無己云即桂枝湯別名按法治之而增劇厥逆咽中乾兩脛拘急而譫語以上言按法用方而病不應手其故安在師言夜半手足當溫兩脚當伸後如師言何以知之答曰寸口脈浮而大浮則爲風大則爲虛風則生微熱虛則兩脛攣病證象桂枝因加附子參其間桂枝加附子湯猶桂令汗出附子溫經亡陽故也厥逆兩脛拘急即陽亡之兆厥逆咽中乾煩燥

陽明內結陽越在上譫語煩亂更飲甘草乾姜湯通納陽氣夜半陽氣還兩足當熱脛尚微拘急重與芍藥甘草湯陽復而陰又虛以此養陰氣爾乃脚伸以承氣湯微溏則止其譫語以滌陽明所結之餘邪故知病可愈病証象桂枝句以下歷叙治效以明用藥之次第當如此蓋病証既多斷無一方能治之理必先分証而施方而其先後之序又不可亂其方有前後截然相反者亦不得以錯雜爲嫌隨機應變神妙無方而又規矩不亂故天下無不可愈之疾後人欲以一方治諸症又無一味中病之藥嗚呼難哉

茵陳蒿湯 五

茵陳蒿六兩　梔子十四枚　大黃二兩　右三味以水一斗先煮茵陳減六升茵陳爲主藥內二味煮取三升去滓分溫三

脉小便當利尿如皂角汁狀色正赤一宿腹減病從小便去也（先煮茵陳則大黃從小便出此秘法也）

陽明病發熱汗出者此為熱越不能發黃也但頭汗出者身無汗劑頸而還小便不利渴欲飲水者此為瘀熱在裏身必發黃茵陳湯主之（本草茵陳主熱結黃疸）

傷寒七八日身黃如橘子色小便不利腹微滿者（陽明瘀熱）茵陳湯主之

麻黃連軺赤小豆湯 六

麻黃（二兩去節） 連軺（二兩） 赤小豆（一升） 生梓白皮（一升） 杏仁

四十枚甘草二兩生姜二兩大棗十二枚右八味以潦一斗無根之水先煮麻黃再沸去上沫內諸藥煮取三升去滓分温三服半日服盡連軺即連翹根氣味相近今人不採即以連翹代可也

傷寒瘀熱在裏身必發黃此湯主之前方欲黃從下解此方欲黃從汗解乃有表無表之分也

麻黃升麻湯七

麻黃二兩半升麻一兩一分當歸一兩一分知母黃芩萎蕤各十八銖白朮石羔乾姜芍藥天冬桂枝茯苓甘草各六銖右十四味以

水一斗先煮麻黃一兩沸去上沫內諸藥煮取三升去滓分溫三服相去如炊三斗米頃令盡汗出愈

傷寒六七日大下後寸脈沉而遲手足厥逆下部脈不至。咽喉不利唾膿血泄利不止者皆上熱下寒之症為難治此湯主之此乃傷寒壞症寒熱互見上下兩傷故藥亦照症施治病症之雜藥味之多古方所僅見觀此可悟古人用藥之法

瓜蔕散八

瓜蔕熬黃 赤小豆各一分 右二味各別擣篩為散已合治之取一錢七以香豉一合用熱湯七合煮作稀糜去滓

和散溫頓服之不吐者少少加得快吐乃止諸亡血虛家不可與之此即論中所云吐法也梔子豉湯治虛煩非專引吐此方則專於引吐而已

病如桂枝症頭不痛項不强寸脈微浮胸中痞鞕氣上冲咽喉不得息者此爲胸中有寒也寒必兼飲當吐之在上者越之宜瓜蔕散本草瓜蔕病在胸腹中皆吐下之

病人手足厥冷脈乍緊者邪結在胸中所以陽氣不能四達心中滿而煩饑不能食者病在胸中當須吐之宜瓜蔕散

吳茱萸湯 九

吳茱萸洗一升 人參三兩 生姜六兩 大棗十二枚 右四味以

水七升煮取二升去滓溫服七合日三服

食穀欲嘔者必食穀而嘔受病在納穀之處與乾嘔迥別屬陽明也吳茱萸湯主之得湯反劇者屬上焦也上焦指胸中陽明乃中焦也

少陰病吐利手足逆冷煩燥欲死者吳茱萸湯主之此胃氣虛寒症

乾嘔吐涎沫吐涎沫非少陽之乾嘔然亦云乾嘔者謂不必食穀而亦嘔也頭痛者陽明之脈上於頭吳茱萸湯主之此胃中有寒飲之症

黃連阿膠湯十

黃連四兩　黃芩一兩　芍藥二兩　阿膠三兩　雞子黃二枚

右五味以水六升煑三物取二升去滓內膠烊盡小冷內鷄子黃（小冷而內鷄子黃則不至凝結而相和）攪令相得溫服七合日三服

少陰病得之二三日以上心中煩不得卧此湯主之（此少陰傳經之熱邪擾動少陰之氣故以降火養陰爲治而以鷄子黃引藥下達）

桃花湯十一

赤石脂（一斤一半全用一半篩末）乾姜一兩　粳米一升　右三味以水七升煑米令熟去滓內赤石脂末方寸匕溫服七合日三服若一服愈餘勿服（餘兼末服取其留滯收濇）

少陰病下利便膿血（寒熱不調則大腸為腐故成膿血與下利清穀絕不同）桃花湯主之（本草赤石脂療下利赤白）

少陰病二三日至四五日腹痛小便不利下痢不止便膿血者桃花湯主之

半夏散及湯 十二

半夏（洗） 桂枝（去皮） 甘草（炙） 右三味等分各別擣篩已合治之白飲和服方寸匕日三服若不能散服者以水一升煎七沸內散兩方寸匕更煎三沸下火令小冷少少嚥之（治上之藥當小其劑）

少陰病咽中痛足少陰之脈循喉嚨挾舌本半夏散及湯主之本草半夏治喉咽腫痛桂枝治喉痺此乃咽喉之主藥後人以二味爲禁藥何也

猪膚湯十三

猪膚一斤右一味以水一斗煮取五升去滓加白蜜一升白粉五合當是米粉熬香和令相得溫分六服

少陰病下利咽痛胸滿心煩者此亦中焦氣虛陰火上炎之症猪膚湯主之以甘鹹納之

甘草湯十四

甘草二兩右一味以水三升煮取一升五合去滓溫服

七合日二服

桔梗湯十五

桔梗一兩　甘草二兩　右二味以水三升煮取一升去滓

分溫再服

少陰病二三日咽痛者可與甘草湯大甘爲上之正味能制腎水越上之火

不差與桔梗湯佐以辛苦開散之品別錄云療咽喉痛

苦酒湯十六

半夏十四枚　雞子一枚去黄　右二味內半夏着苦酒中以雞子

殼置刀環中安火上令三沸此等煮法必有深意疑即古所云禁方也去滓

少少含嚥之不差更作三劑

少陰病咽中傷生瘡疑即陰火喉癬之類不能言語聲不出者苦酒湯主之咽中生瘡此必遷延病久咽喉爲火所蒸腐此非湯劑之所能療用此藥斂火降氣內治而兼外治法也

烏梅丸十七

烏梅三百枚　細辛六兩　乾姜十兩　當歸四兩　黃連一斤

附子六兩炮去皮　蜀椒四兩去汗　桂枝六兩去皮　人參六兩　黃蘗六兩

右十味異擣篩合治之以苦酒漬烏梅一宿去核蒸之五升米下飯熟擣成泥和藥令相得內臼中與蜜杵二

千下圓如梧桐子大先食飲服十丸日三服稍加至二十丸禁生冷滑物臭食等

傷寒脈微而厥至七八日膚冷（陽氣不衛）其人躁無暫安時者此爲藏厥（此症不治）非蚘厥也蚘厥者其人當吐蚘今病者靜而復時煩此爲藏寒蚘上入其膈故煩須臾復止得食而嘔又煩者蚘聞食臭出其人當自吐蚘蚘厥者烏梅丸主之又主久痢（此治久痢之聖方也其能治蚘諸藥之性當於神農本草中細細審辨諸方盡然不復一一具載）

白頭翁湯十八

白頭翁二兩 黃連 黃蘖 秦皮各三兩 右四味以
水七升煮取二升去滓温服一升不愈更服一升
熱利下重者白頭翁湯主之凡下重皆屬於熱
下利欲飲水者以有熱故也白頭翁湯主之
牡蠣澤瀉散十九
牡蠣 澤瀉 蜀漆洗去腥 括蔞根 葶藶子
商陸根熬 海藻洗去鹽以上各等分 右七味異擣下篩爲散更
入臼中杵之白飲和服方寸匕小便利止後服
大病差後從腰以下有水氣者水流向下 牡蠣澤瀉散主之此治

水病之主方

蜜煎導方二十

蜜七合 右一味於銅器內微火煎凝如飴狀攪之勿令焦灼俟可丸併手捻作錠令頭銳大如指長二寸許當熱時急作冷則鞕以內穀道中以手急抱欲大便時乃去之

猪膽汁方廿一

大猪膽一枚瀉汁和醋少許以灌穀道中如一食頃當大便出宿食惡物甚效

陽明病自汗出若發汗小便自利者此乃津液內竭雖鞕

不可攻之當須自欲大便須待也言必待其自欲大便而後用此法宜蜜煎導而通之若土瓜根及大猪胆汁皆可爲導

燒裩散廿二

一右取婦人中裩近陰處剪燒灰以水和服方寸七日三服小便即利陰頭微腫則愈婦人病取男子裩當燒灰引其邪火從陰處出也

傷寒陰陽易之爲病病方愈而交接則感其餘熱而生疾其人身體重少氣少腹裏急或引陰中拘攣熱上衝胸頭重不欲舉眼中生花膝脛拘急者燒裩散主之

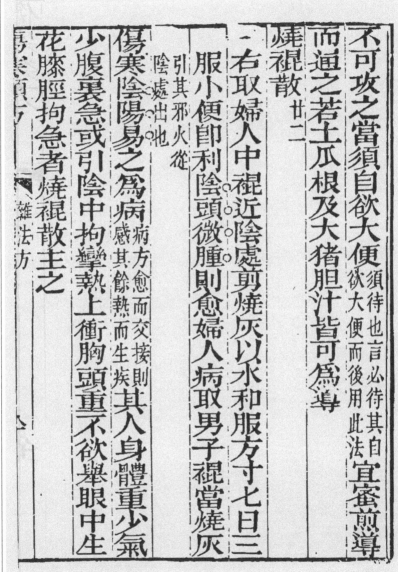

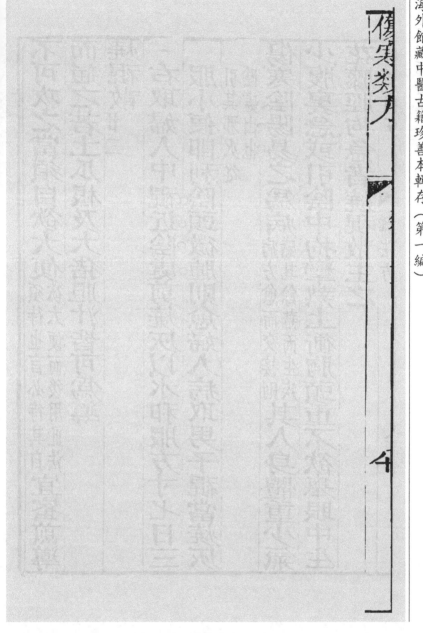

六經脈証

欲讀傷寒論必先識六經之本証然後論中所稱太陽陽明等病其源流變態形色脈象當一一備記了然於心然後其症之分併疑似及用藥加減異同之故可以曉然不致眩惑貽誤故備錄於左

太陽病脈浮頭項强痛而惡寒

尺寸俱浮者太陽受病也其脈上連風府故頭項痛腰脊强

發熱汗出惡風脈緩者名曰中風

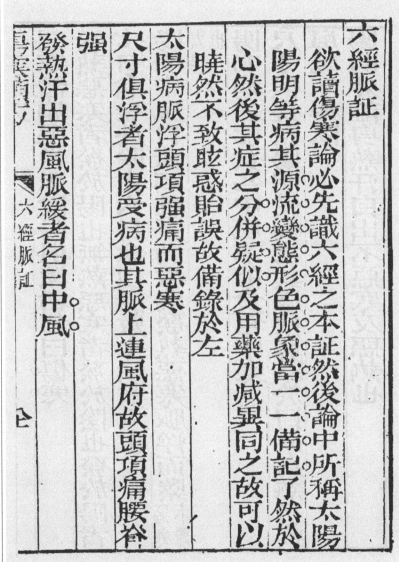

惡寒體痛嘔逆脈陰陽俱緊者名曰傷寒。

發熱惡寒者發於陽也無熱惡寒者發於陰也發於陽者七日愈發於陰者六日愈以陽數七陰數六也

陽明中風口苦咽乾腹滿微喘發熱惡寒脈浮而緊（惡寒未離太陽也）

陽明病若能食名中風不能食名中寒

尺寸俱長者陽明受病也其脈俠鼻絡於目故身熱目疼鼻乾不得臥

陽明外証身熱汗自出不惡寒反惡熱也

陽明脈大以上皆陽明之經病

有太陽陽明有正陽陽明有少陽陽明

太陽陽明者脾約是也

少陽陽明者發汗利小便已胃中燥煩實大便難是也

陽明之爲病胃家實也此乃正陽陽明

陽明居中土也萬物所歸無所復傳始雖惡寒二日自止

此爲陽明病也

少陽之爲病口苦舌乾目眩也

尺寸俱弦者少陽受病也其脈循脇絡於耳故胸脇痛而

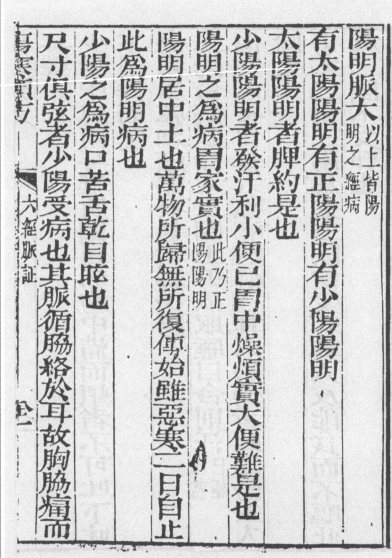

耳聾

少陽中風兩耳無所聞目赤胸中滿而煩者不可吐下吐下則悸而驚

傷寒脈弦細頭痛發熱者屬少陽

三陽合病脈浮大上關上但欲眠睡目合則汗內熱已極

傷寒六七日無大熱外熱輕則內熱重其人煩燥者此爲陽去入陰也

傷寒三日三陽爲盡三陰當受邪其人反能食而不嘔此爲三陰不受邪也

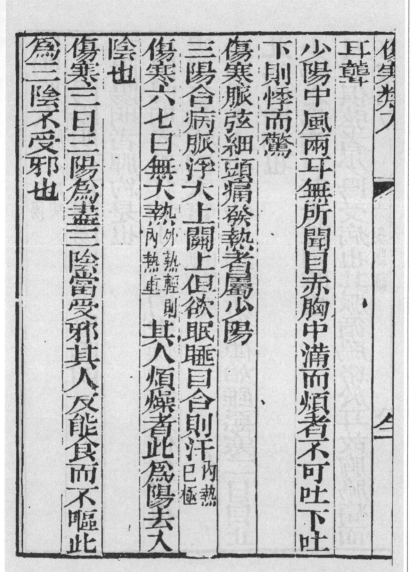

太陰之爲病腹滿而吐食不下自利益甚時腹自痛

尺寸俱沉細者太陰受病也其脈布胃中絡於嗌故腹滿而嗌乾

傷寒脈浮而緩手足自溫者繫在太陰

自利不渴者屬太陰以藏有寒故也當溫之宜服四逆輩少陰自利而渴寒在下焦也此自利不渴寒在中焦也

少陰之爲病脈微細但欲寐也衞氣行於陽則寤行於陰則寐

少陰病欲吐不吐心煩但欲寐五六日自利而渴者屬少陰也

尺寸俱沉者少陰受病也以其脈貫腎絡於肺繫舌本故口燥舌乾而渴

厥陰之爲病消渴氣上撞心心中疼熱饑而不欲食食則吐蛔下之利不止

尺寸俱微緩者厥陰受病也以其脈循陰器絡於肝故煩滿而囊縮

厥陰中風脈微浮爲欲愈不浮爲未愈

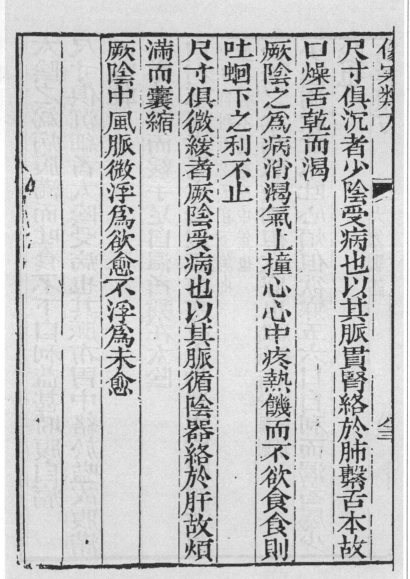

別症變症附刺法

傷寒本症之外有別症有變症別症者其病與傷寒相類而實非傷寒是也變症者傷寒本不當有此症或因遷延時日或因雜藥誤投其病變態百出是也其症不備則必驚疑淆惑而無所措手故備錄之庶不致臨症傍徨

藏結　冷結　除中　伏氣　晚發

痓　濕　風濕　濕温　温毒

暍　陰毒　陽毒　温病　熱病

兩感　風温　温疫　脚氣　多眠

狐惑　百合　藏厥見烏梅丸條　尸厥見刺法

藏結

藏結如結胸狀飲食如故時時下利寸脉浮關脉小細沉緊名曰藏結舌上白胎滑者難治

藏結無陽症其人反靜舌上胎滑者不可攻也

病脇下素有痞連在臍旁痛引少腹入陰經者此名藏結死

藏結與結胸皆下後邪氣乘虚入裏所致熱多與陽明相結爲結胸寒多與陰相結爲藏結故所現脉症皆爲

陰象舌上胎滑則上焦亦寒全無陽象故曰難治曰不可攻然猶有治法至素有痞疾則中氣已傷連及膀旁少腹并入陰經則上下俱病陰極陽竭不死何待

冷結

病者手足厥冷言我不結胸小腹滿按之痛者此冷結在膀胱關元也

除中

傷寒脈遲六七日而反與黃芩湯徹其熱脈遲爲寒今與黃芩湯復除其熱腹中應冷當不能食今反能食此名除中必死

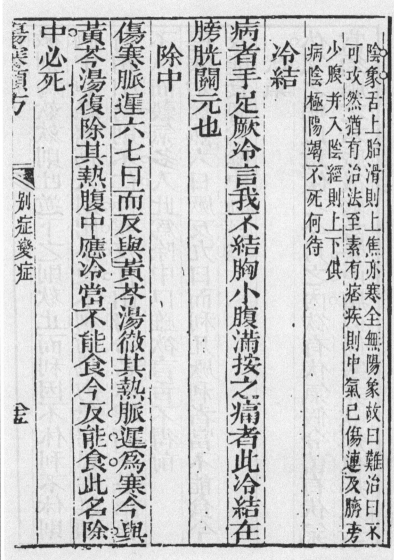

微則爲欬欬則吐逆下之則欬止而利因不休利不休則胸中如蟲齧粥入則出小便不利兩脇拘急喘息爲難頸背相引臂則不仁極寒反汗出身冷若冰眼睛不慧語言不休而穀氣多入此爲除中口雖欲言舌不得前

傷寒始發熱六日厥反九日而利凡厥利者當不能食今反能食恐爲除中此病無治法

○伏氣

○伏氣之病以意候之今月之內欲有伏氣假令舊有伏氣當須脈之若脈微弱當喉中痛似傷寒非喉痺也病人云

實咽中痛雖爾今復欲下痢活人書云伏氣之病謂非時有暴寒中人伏於少陰經始不覺病旬日乃發脈便微弱法先咽痛似傷寒非喉痺之病次必下利始用半夏桂枝甘草湯主之次四逆散主之此病只二日便差古方謂之腎傷寒也。甘草半夏桂心等分每服四錢匕入生姜四片煎放冷少少含嚥之

晚發

脈陰陽俱緊至於吐利其脈獨不解緊去人安此爲欲解若脈遲至六七日不欲食此爲晚發水停故也爲未解食自可者爲欲解活人書傷寒病三月至夏爲晚發

痓

太陽病發熱無汗反惡寒者名曰剛痓金匱治剛痓用葛根湯大承氣湯。

湯俱見前

太陽病發熱汗出不惡寒者名曰柔痓。柔痓用括蔞桂枝湯。即桂枝湯加括蔞根二兩

太陽病發汗太多因致痓

太陽發熱脈沉而細者名曰痓此言痓脈

病身熱足寒頸項強急惡寒時頭熱面赤目脈赤獨頭搖卒口噤背反張者痓病也此言痓象

濕

太陽病關節疼痛而煩脈沉而細者此名濕痺。之候其人小便不利大便反快但當利其小便

濕家之爲病一身盡疼發熱身色如似薰黄

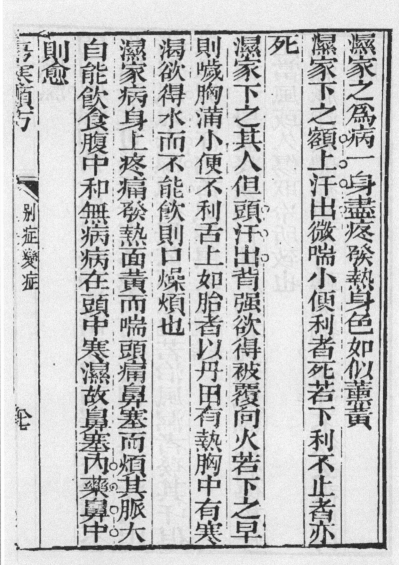

濕家下之額上汗出微喘小便利者死若下利不止者亦死

濕家下之其人但頭汗出背強欲得被覆向火若下之早則噦胸滿小便不利舌上如胎者以丹田有熱胸中有寒渴欲得水而不能飲則口燥煩也

濕家病身上疼痛發熱面黄而喘頭痛鼻塞而煩其脈大自能飲食腹中和無病病在頭中寒濕故鼻塞內藥鼻中則愈

風濕

問曰風濕相摶一身盡疼痛法當汗出而解值天陰雨不止醫云此可發汗汗之不愈者何也答曰發其汗汗大出者但風氣去濕氣在是故不愈也若治風濕者發其汗但微微似欲汗出者風濕俱去也此言治法

病者一身盡疼發熱日晡所劇者此名風濕此病傷於汗出當風或久傷取冷所致也

風濕脈浮肢體痛重不可轉側額上微汗不欲去被或身微腫

濕溫

兩脛逆冷胸腹滿多汗頭目痛苦妄言其脈陽濡而弱陰小而急不可發汗治在太陰見活人書

溫毒

冬時觸冒疹毒至春始發肌肉發斑癮疹如錦紋或咳嗽心悶但嘔清汁見活人書

暍

太陽中熱者暍是也其人汗出惡寒身熱而渴也

太陽中暍者身熱疼重而脈微弱此亦夏月傷冷水水行

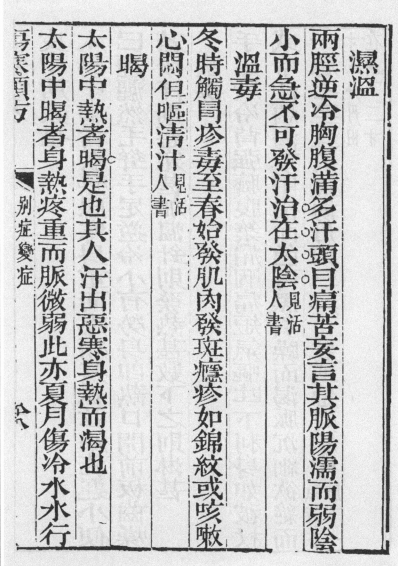

皮中所致也

太陽中暍者發熱惡寒身重而疼痛其脈弦細芤遲小便已灑灑然毛聳手足逆冷小有勞身卽熱口開前板齒燥若發汗則惡寒甚加溫針則發熱甚數下之則淋甚

陰毒

手足厥冷背強臍腹絞痛咽痛短氣嘔吐下利身如被杖或冷汗煩渴或甲指面色青黑煩躁而渴脈沉細欲絕而一息七至宜灸氣海丹田三二百壯或熨臍中（氣海在臍下一寸五分丹田在臍下二寸）

陽毒

發躁狂走妄言面赤咽痛身斑斑若錦紋或下利赤黃脉洪實滑促　或舌卷焦黑鼻中如烟煤宜用布漬冷水搭於胸上蒸熱數換 活人書法

溫病

冬時受寒藏於肌膚至春而發

熱病

寒氣至夏而發俱與傷寒相似

兩感

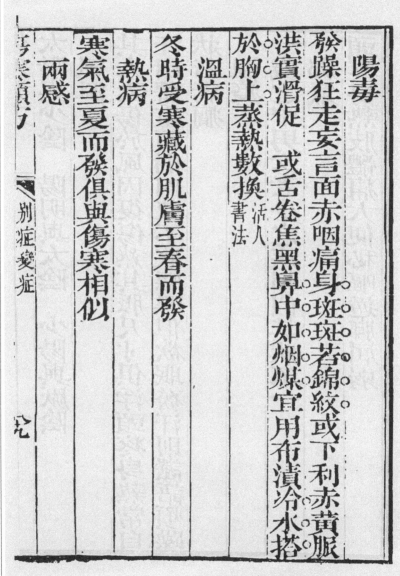

太陽與少陰　陽明與太陰　少陽與厥陰

風溫

其人素傷於風因復傷熱其脈尺寸俱浮頭疼身熱常自汗出體重而喘四肢不收嘿嘿但欲眠發汗則讝語煩躁狀若驚癇

溫疫

一歲之中男女老少之疾相似其狀不一

脚氣

頭疼身熱肢體痛大便秘嘔逆脚屈弱

多眠

有風溫症有少陰症有小柴胡証有狐惑症

狐惑 此症治法詳金匱

狀如傷寒或傷寒後變症默默欲眠目不能閉不欲飲食面目乍白乍赤乍黑蟲食其喉為惑其聲嗄蝕其肛為狐其咽乾爛見五臟則死當視其唇上唇有瘡蟲食其臟下唇有瘡蟲食其肛多因下利而得濕䘌之病亦相似

百合 此症詳金匱治法亦備

此亦傷寒變症百脈一宗悉致其病 百脈一宗乃肺病也故金匱用百合治之

其狀欲食復不能食默默欲臥復不能臥欲行復不能行飲食或有美時或有惡聞食臭時如寒無寒如熱無熱小便赤藥入口即吐如有神靈者

刺法

古聖人治病之法針灸爲先靈素所論皆爲針灸而設即治傷寒亦皆用針刺熱病篇所載是也至仲景專以湯劑治傷寒尤爲變化神妙然亦有湯劑所必不能愈而必用刺者仲景亦不能舍此而爲治後人豈可不知故另考明諸穴以附於後

尸厥

少陰脈不至腎氣微少精血奔氣促迫上入胸膈宗氣反聚血結心下陽氣退下熱歸陰股與陰相動令身不仁此爲尸厥當刺期門巨闕見平脈法

期門二穴在第二肋端不容穴傍各一寸五分上直兩乳足太陰厥陰陰維之會舉臂取之刺入四分灸五壯肝募也

巨闕一穴在鳩尾下一寸任脈氣所發刺入六分留七呼灸五壯心募也

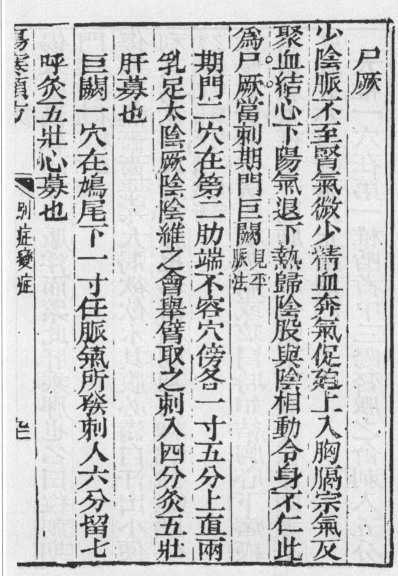

傷寒腹滿譫語寸口脉浮而緊此肝乘脾也名曰縱刺期門縱者尅其所勝放縱不收也

傷寒發熱嗇嗇惡寒大渴欲飲水其腹必滿自汗出小便利其病欲解此肝乘肺也名曰横刺期門横者犯其所不勝横逆犯上也

刺期門皆所以瀉肝之盛氣期門穴見前

太陽與少陽併病頭項強痛或眩冒時如結胸心下痞鞕者當刺大椎第一間肺俞肝俞慎不可發汗發汗則譫語脉眩五六日譫語不止刺期門

大椎一穴在第一椎陷者中三陽督脉之會刺入五分

灸九壯

肺俞二穴在第三椎下兩旁各一寸五分刺入三分留七呼灸三壯

肝俞二穴在第九椎下兩傍各一寸五分刺三分留六呼灸三壯

太陽少陽併病。心下鞕頸項強而眩者當刺大椎肺俞肝俞慎勿下之

陽明病下血讝語者此爲熱入。血室。但頭汗出者刺期門隨其熱而瀉之濈然汗出者愈此男子熱入血室之症婦人亦有之見小柴胡條下